Die Macht des VAGUS NERVS

Originale Erstauflage 2023

Independently published | ISBN: 9783910968103
Druck/Auslieferung: Amazon oder eine Tochtergesellschaft

Gratis Bonus für Leser

Vielen Dank für den Kauf dieses Buches! Für unsere treuen Leser haben wir einen exklusiven kostenlosen Bonus am Ende des Buchs versteckt, damit Sie das Meiste aus dem Thema für sich herausholen können.

Wir wünschen Ihnen viel Freude beim Lesen!

INHALT

Ein unterschätztes Wunder

Haben Sie schon einmal vom Vagusnerv oder auch Nervus vagus gehört? Dieser wichtige Nerv unseres Körpers bekommt in letzter Zeit immer mehr Aufmerksamkeit, und das zu Recht – er ist an vielen Prozessen in unserem Organismus beteiligt und beeinflusst sogar unsere mentale Gesundheit immens. Trotz zunehmender Popularität ist der Vagusnerv noch immer ein unterschätztes Wunder, was vor allem daran liegt, dass wir bei Wehwehchen eher an unser Herz oder unseren Darm denken als an unsere Nerven. Bei Beschwerden lassen wir uns von Ärzten beraten, nehmen Pillen oder geben viel Geld für Behandlungen aus, in der Hoffnung, Schmerzen zu lindern und entspannter zu leben. Der Gedanke, dass die Selbstheilungskräfte unseres Nervensystems unserem Körper vielleicht mehr helfen könnten als eine Tablette, kommt uns nicht. Dabei besitzt unser Körper ein großes Potenzial, sich selbst zu heilen und die Dinge von innen heraus wieder ins Gleichgewicht zu bringen. Der Vagusnerv ist für dieses Potenzial in hohem Maße verantwortlich.

Wenn Sie erfahren wollen, was der Vagusnerv überhaupt ist, welche Funktionen er genau übernimmt und wie Sie ihn nutzen können, um Beschwerden zu lindern und ausgeglichener zu werden, ist dieses Buch das Richtige für Sie. In leicht verständlicher Sprache werden Ihnen Aufbau und Funktion des menschlichen Nervensystems und des Nervus vagus erklärt, sodass Sie nachvollziehen können, woher der große Einfluss des Nervs kommt. Sie werden über die Risiken eines geschwächten Vagusnervs informiert und vor allem darüber, wie Sie Ihren Selbstheilungsnerv am effektivsten aktivieren können, um sich besser zu fühlen. Die unterschiedlichen umfangreichen Übungen und Praktiken zur Aktivierung und Stimulierung des Nervus vagus lassen sich einfach in Ihren Alltag integrieren und unterstützen den Nerv nachhaltig. In vielen Lebensbereichen, ob Ernährung, Sport oder Gewohnheiten, lassen sich diese fantastischen Übungen umsetzen. Um es noch etwas leichter zu machen, den Vagusnerv regelmäßig zu aktivieren, erwarten Sie am Ende noch Tipps für eine Selbstheilungs-Routine, die Sie sich selbst zusammenstellen können.

Ob Sie an Symptomen wie Darmbeschwerden, Herzrasen, Atemproblemen, chronischen Entzündungen, Verspannungen und Kopfschmerzen leiden oder dem eigenen Körper einfach etwas Gutes tun wollen – dieses Buch wird Sie dazu anleiten, Ihre wertvollen Selbstheilungskräfte zu aktivieren. Nehmen Sie Ihre mentale und physische Gesundheit selbst in die Hand und unterstützen Sie Ihren Körper dabei, sich selbst zu regenerieren.

Das menschliche Nervensystem

Um den Selbstheilungsnerv und seine Funktionen zu verstehen, lohnt sich zunächst ein Blick auf das menschliche Nervensystem an sich. Dieses komplexe Geflecht, das in jedem von uns steckt, umfasst alle Nervenzellen im Körper und sorgt dafür, dass diverse Mechanismen in unserem Inneren reibungslos ablaufen. Zu diesen Mechanismen gehört der Stoffwechsel, doch auch für die äußere Interaktion mit der Welt ist das Nervensystem zentral. Das haben Sie selbst sicher schon einmal gemerkt, wenn Sie aus Versehen auf eine noch heiße Herdplatte gefasst haben. Ihre Hand zieht sich in so einem schmerzhaften Moment reflexartig zurück, weil das Nervensystem die Sinnesreize wahrnimmt und Schmerzsignale ans Gehirn schickt.

Neben den Nervenbahnen, über die solche Reize und Signale gesendet werden, sind auch die sogenannten Neuronen wichtig. Das sind Nervenzellen, von denen sich Milliarden im Körper befinden. Ein Neuron besteht aus einem Körper und mehreren Fortsätzen: Die Dendriten sind die kürzeren dieser Fortsätze, sie funktionieren wie Antennen und empfangen von anderen Nervenzellen Signale. Der längere Fortsatz einer Nervenzelle heißt Axon, die Signale werden über ihn weitergeleitet.

Es gibt zwei Arten, wie das Nervensystem unterteilt werden kann. Unterteilt man es der Lage der Nervenbahnen nach, die durch den Körper laufen, gibt es das zentrale und das periphere Nervensystem. Das zentrale Nervensystem ist quasi das Steuerungszentrum des Körpers und umfasst das Gehirn und das Rückenmark. Erinnern, Denken, Fühlen, Aufmerksamkeit – dafür ist das zentrale Nervensystem, kurz ZNS, verantwortlich. Die Informationen und Reize, die wir von unserer Außenwelt erfahren, werden von ihm verarbeitet, bevor eine geeignete Reaktion initiiert wird. Laufen Sie beispielsweise gerade eine Straße entlang und entdecken auf der anderen Seite jemanden, den Sie kennen, wird diese Information an das zentrale Nervensystem geschickt. Dieses gibt dem Körper dann den Befehl dazu, die Hand zu heben, um dem Bekannten zu winken. Deswegen ist das ZNS ein Steuerungssystem; es verbindet Reize des Organismus und der Umwelt, verarbeitet Informationen, stimmt motorische Bewegungen ab und reguliert Prozesse im Körper. Nicht nur das menschliche Nervensystem ist so aufgebaut, auch das aller anderen Wirbeltiere.

Was macht nun das periphere Nervensystem? Zu ihm gehören alle anderen Nervenbahnen im Körper, die nicht im Gehirn oder im Rückenmark liegen. Zwischen Gehirn, Rückenmark und dem übrigen Körper senden sie Reize und verbinden somit das ZNS mit Muskeln und Organen im gesamten Organismus. Über das periphere Nervensystem erhalten die verschiedenen Körperbereiche ihre Befehle, also z. B. Ihre Beine den Befehl, zu laufen, oder Ihr Mund, zu kauen. Wenn Sie etwas sehen oder hören, hungrig oder müde sind, schickt das periphere Nervensystem diese Information an das zentrale Nervensystem, damit es entscheiden kann, was zu tun ist. Diese Information gelangt dann zurück ins periphere Nervensystem und Ihr Körper reagiert wie gewünscht.

DAS WILLKÜRLICHE UND VEGETATIVE NERVENSYSTEM

Es gibt noch eine zweite Art, das menschliche Nervensystem zu unterteilen. Dabei spielt nicht die Lage im Körper eine Rolle, sondern die bewusste Beeinflussbarkeit. Es gibt einmal das willkürliche Nervensystem, auch somatisches oder animalisches System genannt, und das periphere Nervensystem, das auch als autonom bezeichnet wird.

Das willkürliche Nervensystem ist mit dem peripheren System zu vergleichen, da es die bewusste Wahrnehmung aller Umweltreize sowie der Körperreize umfasst. Gleichzeitig steuert es ebenfalls Bewegungen des motorischen Systems. Es ist willkürlich, weil es die reflektorischen

Körperaktionen steuert. Die Nervenzellen des somatischen Systems sind verbunden mit allen Sinnesorganen, der Haut und den Skelettmuskeln, was es ihm ermöglicht, Sinnesinformationen zu erhalten und elektrische Reize zur Steuerung der Skelettmuskeln auszusenden.

Das Gegenstück des willkürlichen Nervensystems ist das vegetative Nervensystem. Dieses System steuert viele lebenswichtigen Prozesse wie die Atemfrequenz oder den Blutdruck. Es wird auch autonom genannt, weil es ohne die bewusste Mitwirkung der Person funktioniert. Wir müssen nicht die ganze Zeit ans Atmen denken, um nicht zu sterben, weil das vegetative Nervensystem das für uns übernimmt. Es versorgt Blutgefäße und zahlreiche innere Organe wie Nieren, Leber, Darm, Magen, Genitalien, Lunge, Pupillen, Harnblase sowie das Herz, reguliert zudem noch den Schweiß- und Speichelfluss. Es gibt also eine Menge an Körperfunktionen, die das vegetative Nervensystem steuert: den Blutdruck, die Körpertemperatur, die Verdauung, die Herz- und Atemfrequenz, das Urinieren und die Defäkation, sexuelle Reaktionen, den Stoffwechsel und den Wasserhaushalt. Damit all diese Funktionen reibungslos und automatisch ablaufen, ist das vegetative Nervensystem genau abgestimmt und in zwei Komponenten aufgeteilt, die wie ein Uhrwerk zusammenarbeiten.

SYMPATHIKUS UND PARASYMPATHIKUS

Dabei handelt es sich um den Sympathikus und den Parasympathikus. Ihr Zusammenspiel zu verstehen, ist wichtig, um die Funktion des Vagusnervs nachvollziehen zu können.

Der Sympathikus als Bestandteil des vegetativen Nervensystems reguliert unwillkürliche Körperprozesse in Stresssituationen. In solchen wird die Aktivität von bestimmten Organen erhöht, weswegen das sympathische Nervensystem als ergotrop, d. h. leistungssteigernd, bezeichnet wird. Damit die Leistungssteigerung vonstattengehen kann, muss der Körper einiges an Energie verbrauchen. Dafür kann er schneller reagieren und innerhalb von

Sekundenbruchteilen zu Höchstleistungen hochfahren. Der Sympathikus ist kurz gesagt für unseren Fight-or-Flight-Modus zuständig, also den Kampf-oder-Flucht-Reflex. Nur dank ihm haben wir als Spezies bis heute überlebt; standen unsere Vorfahren einem Säbelzahntiger gegenüber, war es ihr sympathisches Nervensystem, das sie schnell genug reagieren ließ, um zu überleben. Entweder begaben sie sich in den Kampf-Modus und sahen sich dazu in der Lage, mit dem wilden Tier zu kämpfen, oder sie ergriffen die Flucht. So oder so musste ihr Körper in kürzester Zeit bereit sein, in der Gefahrensituation sein Bestes zu geben.

Ist der Sympathikus angeregt, erhöht sich der Herzschlag und die Atemfrequenz. Diese Vorgänge lassen sich nicht willentlich beeinflussen, das sympathische Nervensystem übernimmt den Organismus automatisch. Die Muskeln werden stärker durchblutet und spannen sich an, die Bronchien in der Lunge werden erweitert und die Schleimproduktion verringert sich. Unsere Sinne werden in der Stresssituation geschärft: Die Pupillen der Augen weiten sich, das Gehör wird genauer. Die Schweißproduktion wird angeregt, während die Speichelproduktion verringert wird. Deshalb schwitzen Sie bei Aufregung oder haben einen trockenen Mund. Heute sind es natürlich keine wilden Tiere mehr, die unseren Sympathikus anregen, sondern Alltagsstress, ein nerviger Stau oder eine anstrengende Joggingrunde. Obwohl die Auslöser der Sympathikus-Aktivität sich geändert haben, funktioniert das System an sich noch immer so wie vor tausenden von Jahren.

Der Gegenspieler des Sympathikus ist der Parasympathikus. Er gehört ebenso zum vegetativen Nervensystem, ist aber nicht für die Koordinierung in Extremsituationen zuständig, sondern im Gegenteil für das „Aufladen“ der Energiereserven des Organismus und für gründliche Erholung. Die Nervenzellen des Parasympathikus liegen im Hirnstamm und am Ende des Rückenmarks, wodurch sie den Sympathikus am Rückenmark umrahmen, welcher in der Mitte des Rückenmarks liegt. Von diesen Punkten aus hat der Parasympathikus Einfluss auf fast alle Körperbereiche. Weil er für die Ruhephase des Körpers und der inneren Organe zuständig ist, reguliert er wie der Sympathikus verschiedene Aktivitäten und Funktionen. Beispielsweise sorgt er für die Verlangsamung der Herzfrequenz, indem die Erregungsleitung verlangsamt wird – der Herzschlag beruhigt sich, was wiederum weitere beruhigende Prozesse in Gang bringt. Der Parasympathikus sorgt darüber hinaus für eine Verengung der Bronchien in den Lungen und regt die Schleimproduktion an, im Verdauungstrakt kommt es zu vermehrter Bewegung und einer erhöhten Produktion von Verdauungssekreten. Während bei Aktivität des Sympathikus die Pupillen geweitet werden, werden sie bei einem aktiven Parasympathikus verengt und die Linse wird stärker gekrümmt. In der Bauchspeicheldrüse werden vermehrt Verdauungsenzyme produziert, was die Verdauung begünstigt.

Wenn Sie entspannt auf der Couch liegen und relaxen, ist es also Ihr Parasympathikus, der für Ihren gleichmäßigen, ruhigen Herzschlag und die Bewegung im Darm verantwortlich ist. Solch ruhige Momente sind extrem wichtig, damit der Parasympathikus seine Arbeit machen und den Körper vollständig entspannen lassen kann. Phasen der Regeneration werden vom Körper gebraucht, damit alle essenziellen Vorgänge wie z. B. der Stoffwechsel wie gewohnt vonstattengehen können. Wie Sie sich vielleicht schon denken können, ist der Selbstheilungsnerv Vagus ein Teil dieses Parasympathikus, der für Entspannung und Ruhe verantwortlich ist. Tatsächlich übernimmt der Vagusnerv eine überaus wichtige Rolle im vegetativen Nervensystem, denn er steuert das parasympathische Nervensystem zu großen Teilen und wirkt auf viele unbewusst ablaufende Körperfunktionen ein. Wie genau er das macht, sehen wir uns im nächsten Kapitel an.

Was ist der Vagusnerv?

Das Wort Vagusnerv entspringt dem lateinischen Begriff „vagari", übersetzt heißt das so etwas wie „umherschweifen". Tatsächlich kann der Nervus vagus als umherschweifender Nerv bezeichnet werden, denn er ist mit zahlreichen inneren Organen verbunden und dadurch an vielen Körperprozessen beteiligt.

VERLAUF UND FUNKTION DES NERVS

Der Vagusnerv ist so extrem einflussreich, weil er fast durch den ganzen Körper verläuft. Er ist der zehnte und längste der Hirnnerven, von denen jeder Mensch 12 Stück hat. Der Ursprung des Vagus liegt im Stammhirn, in dem Bereich des Gehirns, in dem automatisch ablaufende Körperfunktionen wahrgenommen, verarbeitet und gesteuert werden. Von dort aus verläuft er gemeinsam mit der Herzschlagader den Hals entlang nach unten bis in den Brustkorb, hin zum Herz, der Lunge und der Speiseröhre. Er erstreckt sich zudem bis zum Zwerchfell und in die gesamte Bauchregion.

Zur gesamten Länge des Vagusnervs gehören kleine Nervenäste, die mit den nächsten Organen verbunden sind und sie über diesen Weg mit Nährstoffen versorgen. Über solche Verzweigungen der kleinsten Nervenstränge werden sogar reflexartige Vorgänge gesteuert: Haben Sie schon einmal aus Versehen ein Wattestäbchen zu tief in Ihr Ohr geführt und hatten dann einen unkontrollierbaren Husten- oder Würgereiz? Verantwortlich dafür ist der Ohrast, einer der Nervenäste, der bei einer äußeren Reizung im Gehörgang sofort reagiert. Ein weiteres wichtiges Nervengeflecht sind die Rachenäste, über die der Vagus die Rachenmuskulatur versorgt und am Würg- und Schluckreflex beteiligt ist. Auch die Kehlkopfmuskulatur wird durch den Vagus angeregt und er ist selbst mit der Stimmritze verbunden, die das Sprechen ermöglicht.

Spannend wird es im Bereich des Herzens. Wie Sie schon wissen, sorgt hier der Nervenstrang des Sympathikus dafür, dass die Kraft des Herzschlags erhöht wird. Die Herzäste des Vagus hingegen senken die Herzschlagfrequenz, indem ein „Vagusstoff", der Neurotransmitter Acetylochin, ans Herz gesandt wird. Dieser Stoff ist sozusagen ein körperinneres Beruhigungsmittel, das zwischen Nervenenden und Muskelfasern vermittelt. Der Vagusstoff beruhigt nicht nur, er sorgt auch dafür, dass wir nach dem Aufstehen wachsam sein können und sich unsere Aufmerksamkeit den ganzen Tag über hält. Die Vagusnervenfasern ziehen sich bis in die Äste der Luftröhre und der Bronchien, wodurch der Vagusnerv die Atmung reguliert und den Hustenreflex steuert, gleichzeitig ist er für die Senkung des Blutdrucks zuständig.

Ein sehr wichtiger Teil des Vagusnervs befindet sich im Bauchraum. Hier beeinflussen die Nervenfasern der Bauchäste den Magen, die Nieren, die Leber, den Dünndarm und Großteile des Dickdarms. Weil der Vagus die Produktion wichtiger Verdauungssekrete und die Bewegung des Darms steuert, fördert er in erheblichem Maße die Verdauung und beeinflusst dazu Gallenblase und Bauchspeicheldrüse.

Nährstoffe und Informationen zur Versorgung der inneren Organe laufen immer über den umherschweifenden Nerv statt, andersherum erfasst er auch körperinnere Reize und hilft dem Körper dabei zu interpretieren, woher der Reiz kommt und was die angemessene Reaktion ist. Wenn Sie z. B. etwas Verdorbenes gegessen haben, werden die Nerven im Magenraum das wahrnehmen und entsprechende Signale an das Gehirn senden. Dort wird entschieden, was zu tun ist. Der Nervus vagus und der Sympathikus des vegetativen Nervensystems initiieren dann, dass Sie schneller atmen, sich übergeben und/oder schwitzen, um das Gift im Körper loszuwerden.

Doch damit nicht genug: Der Vagusnerv ist sogar am Orgasmus und an der Fruchtbarkeit beteiligt. Er ist außerdem unabdingbar für unsere sozialen Kompetenzen, denn wenn er gestärkt und aktiv ist, verbessert sich unser Umgang mit anderen Menschen.

Zwar bekommen wir nichts davon mit, doch sind das Nervensystem, unsere Organe und die Außenwelt in ständiger Kommunikation. Der Vagusnerv steuert die Kommunikation im Körper und sorgt für Gleichgewicht, was die Psyche beeinflusst. Nur, wenn alle Prozesse im Organismus geregelt ablaufen und wenn Sympathikus und Parasympathikus gleichermaßen gut (zusammen-)arbeiten, fühlen wir uns körperlich wohl und sind auch psychisch gesund.

Wie lebensnotwendig oder sogar lebensentscheidend der Vagusnerv für den Menschen ist, zeigt die Polyvagal-Theorie. Dieser Theorie nach ist der Vagus bzw. das gesamte vegetative Nervensystem in mehrere Reaktionsmuster aufgeteilt. Im ersten Muster fühlen wir uns wohl und sicher, unser Social-Engagement-System bestimmt unser Verhalten, was heißt, dass einer der parasympathischen Äste des Vagusnervs es uns ermöglicht, schnell auf unsere Umgebung zu reagieren und mit Menschen zu interagieren. Wir verhalten uns normal und sind gesund. In das nächste Reaktionsmuster wird gewechselt, sobald wir angespannt sind. Der Parasympathikus wird vom Sympathikus verdrängt, wir sind gestresst, fühlen uns gefordert. Der Blutdruck steigt und das Herz schlägt schneller, kurz, wir sind im Fight-or-Flight-Modus. Wird die Situation noch schlimmer, nimmt das vegetative Nervensystem die Situation also als lebensbedrohlich wahr, schaltet sich trotz erhöhter Aktivität des Sympathikus der Vagusnerv ein: Einer seiner Äste legt das komplette System lahm, quasi als letzten Ausweg. Wir fallen in Ohnmacht oder erstarren, stellen uns tot. Diese lebensrettende Notabschaltung und komplette Energiesparung für Körper und Geist wird durch den Vagusnerv in die Wege geleitet, indem er alle Körperfunktionen komplett herunterfährt.

In der Regel besteht die Hauptaufgabe des Nervus vagus jedoch darin, für Ausgeglichenheit und Regeneration zu sorgen. Ein gesunder Vagus hat einen hohen Tonus, was bedeutet, dass er stark ausgeprägt ist und zuverlässig arbeitet. Je stärker er ist, desto besser kann sich der Körper nach stressigen Phasen erholen und neue Energie sammeln.

Ist der Vagotonus hoch, erhöht sich automatisch der Serotonin- und Dopaminspiegel, Nervenbotenstoffe, die für Antrieb und Wohlbefinden gebraucht werden.

Auf einen Blick: Der Vagusnerv

- Der Vagusnerv kann als umherschweifender Nerv bezeichnet werden und ist mit vielen inneren Organen verbunden und da-her an einigen Prozessen des Körpers beteiligt.
- Den Ursprung des Vagusnervs bildet das Stammhirn.
- Im Bereich des Herzens sorgt der Vagusnerv dafür, dass sich die Frequenz des Herzschlags erhöht. Dabei produziert er einen „Vagusstoff", der eine beruhigende Wirkung haben kann.
- Der Vagusnerv kommuniziert im Hintergrund dauerhaft mit unseren Organen und unserem Nervensystem.
- Die Hauptaufgabe des Vagusnervs besteht darin, innerhalb unseres Körpers und Nervensystems für Ausgeglichenheit und Regeneration zu sorgen. Ein gut ausgeprägter Vagotonus sorgt dabei dafür, dass wir uns im Anschluss an stressige Phasen gut erholen und neue Energie tanken können.

GEFAHREN EINES GESTÖRTEN VAGUSNERVS

Leider ist es schon oft vorgekommen, dass Menschen mit Schmerzen oder Schlafstörungen zu ihrem Arzt gegangen sind und trotz diverser Behandlungsmethoden keine langfristige Besserung erfahren haben. Wenn die Beschwerden mit einem gestörten Vagusnerv zu tun haben, ist das besonders tückisch, denn selbst Ärzte denken bei vielen Symptomen nicht als Erstes an eine Unterfunktion einer der Nervenstämme.

Einer der größten Feinde eines gesunden Vagusnervs ist chronischer Stress. Heutzutage muss keiner von uns mehr auf die Jagd gehen oder sich vor wilden Tieren in Acht nehmen, trotzdem gibt es genug Stressfaktoren, die zu anhaltender innerlicher Anspannung führen. Ein wenig Stress ist durchaus gesund, um den Sympathikus gesund zu halten und auf Trab zu sein. Für viele ist Stress sogar nötig, damit sie ihr volles Potenzial ausschöpfen können. Wird der Sympathikus aber chronisch gereizt und sind wir über längere Zeiträume großem Druck ausgesetzt, kommt es zu einer Überreizung. Körperfunktionen, die in einer akuten Stresssituation nicht überlebenswichtig sind, so etwas wie die Verdauung, aber auch das Immunsystem, werden dann lange heruntergefahren. Wir sind anfälliger für Viren und Bakterien, das Entspannen fällt uns immer schwerer und es kommt zu Appetitlosigkeit und Verdauungsproblemen.

Sich solch großem Stress zu entziehen, wird scheinbar immer schwieriger. Immer gibt es noch irgendetwas auf der Arbeit, das erledigt werden muss, Termindruck, Deadlines, endlos lange To-do-Listen, gleichzeitig beansprucht die eigene Familie Zeit und man bekommt selbst ein schlechtes Gewissen, wenn man eigentlich geliebten Hobbys wegen Mangel an Zeit nicht mehr nachkommt. Dank technischer Geräte wie Smartphones oder Tablets haben wir zwar unendlichen Zugriff auf Informationen, sehen uns dieser Welle an Nachrichten aber auch oft ausgesetzt. Schnell kommt ein Gefühl von Überforderung auf, wenn wir ständig erreichbar sind, zur gleichen Zeit haben wir Angst, irgendetwas zu verpassen, sobald wir mal länger als 10 Minuten nicht am Handy waren. Dann ist da noch die neueste angesagte Netflix-Serie, die wir schon seit Wochen endlich schauen wollen, oder der Film, der uns schon von so vielen empfohlen wurde. Wir kommen mit allem nicht mehr hinterher.

Diese vielen Aufgaben, Sorgen und bildlichen Eindrücke führen dazu, dass unser Gehirn durchgängig aktiv bleiben muss. Nicht einmal im Schlaf können wir wirklich abschalten, wir schlafen eher aus Erschöpfung ein, als aus echter Entspannung. Der Parasympathikus wird für längere Zeitabschnitte unterdrückt. Vielleicht entspannen wir uns einmal kurz in der Mittagspause, doch schon eine neue Nachricht oder ein Anruf können den Sympathikus wieder anregen und die beruhigende Wirkung seines Gegenstücks kann sich nicht entfalten. Dadurch sind wir schneller gereizt, unsere

Aufmerksamkeitsspanne verkürzt sich und wir können uns nicht mehr länger konzentrieren. Der Vagusnerv verkümmert mit der zunehmenden Überreizung des Sympathikus immer mehr.

Chronischer Stress ist nicht der einzige Grund für einen gestörten Parasympathikus und Vagusnerv. Ein inaktiver Selbstheilungsnerv kann auch vererbt worden sein. Meist hatte dann bereits die Mutter der Person einen schwächer ausgeprägten Vagus, durch negative Emotionen wie Angst oder Wut während der Schwangerschaft. Der Vagusnerv des Kindes arbeitet deswegen von Anfang an nicht richtig und später im Leben wird es sich selbst in weniger stressigen Phasen des Lebens nicht sehr gut entspannen können. Gleiches gilt für Kinder, die in frühen Entwicklungsphasen keine gute Bindung zu ihren Eltern hatten. Da sich der Vagusnerv schon im Kleinkindalter zunehmend ausbildet, ist Vertrauen und Liebe in dieser Zeit wichtig, damit er sich zu einem starken Strang entwickeln kann. Fühlt sich ein Kind über lange Zeiträume allein, verängstigt oder einsam, bildet sich auch der Selbstheilungsnerv schwächer aus, was Folgen für die körperliche und mentale Stärke hat.

Ein geschwächter Vagusnerv hat Einfluss auf den ganzen Körper und lässt dem Sympathikus ständig die Oberhand. Vollständiges Entspannen fällt schwer, das Immunsystem wird geschwächt und Körperfunktionen wie die Verdauung werden eingeschränkt. Auf Dauer verringert sich das Wohlbefinden im Körper drastisch, schließlich ist der Vagus mit so vielen inneren Organen verbunden und an einigen Prozessen im Organismus beteiligt. Klassische Symptome eines gestörten Vagusnervs sind neben anhaltender Anspannung Nackenschmerzen, Schlafprobleme, Durchfall oder Verstopfungen, Schilddrüsenstörungen, unregelmäßiger Herzschlag, ständige Müdigkeit und Antriebslosigkeit oder chronische Entzündungen. Entzündungen entstehen, weil das Immunsystem auf den Vagusnerv angewiesen ist und sich der Organismus schlechter gegen Viren und Bakterien wehren kann, wenn der vagale Tonus schlecht ist. Sogar psychische Probleme wie

Depressionen und Angststörungen können eine Folge eines nicht richtig arbeitenden Nervus vagus sein.

Auslöser für einen gereizten Vagusnerv kann auch eine Atlasfehlstellung sein. Als Atlas wird der oberste Halswirbel bezeichnet, er liegt am nächsten am Schädel und trägt das ganze Gewicht des Kopfes. Der Vagusnerv verläuft zusammen mit anderen Nervensträngen direkt am Atlaswirbel vorbei und wird in Mitleidenschaft gezogen, wenn eine Fehlstellung des Atlas vorliegt. Die Nervenstränge sind dann zusammengedrückt und werden übermäßig aktiviert. Ist der Vagus betroffen, kommt es zu Sodbrennen, Durchfall, Kopfschmerzen oder Übelkeit. Es braucht dann eine Atlaskorrektur am Halswirbel, damit die Symptome stoppen.

Ein gestörter Vagusnerv kann also viele Beschwerden mit sich bringen, bei denen man nicht sofort daran denkt, dass es sich um ein Problem im vegetativen Nervensystem handelt. Für Menschen, die jahrelang unter chronischen Schmerzen leiden, ist es daher eine Offenbarung, wenn sie schließlich erfahren, dass ein schwacher Vagusnerv für ihr Leiden verantwortlich ist. Vorteilhaft ist, dass sich der vagale Tonus gezielt erhöhen lässt und durch Vagus-Übungen vielen Symptomen entgegengewirkt werden kann. Die Stimulierung des Nervus vagus aktiviert das parasympathische Nervensystem, erhöht den vagalen Tonus und fördert die gesamte Gesundheit.

Auf einen Blick: Der gestörte Vagusnerv

- Ist der Vagotonus hingegen erhöht, kann dies dazu führen, dass der Vagusnerv überreizt. Im überreizten Zustand kann dies dazu führen, dass die Verdauung und das Immunsystem nicht mehr richtig arbeiten.
- Arbeitet der Vagusnerv nicht richtig, ist die Ursache hierfür nicht immer ein schnelllebiger Lebensstil. Oftmals ist ein inaktiver Selbstheilungsnerv auch erblich bedingt. In diesem Fall hat Ihr Vagusnerv nie gelernt richtig zu arbeiten.

- Im Zustand einer völligen Überreizung fällt den Betroffenen das Entspannen nicht selten schwer. Diese Überreizung kann sich neben den bereits benannten Symptomen durch Anspannung Nackenschmerzen, Schlafprobleme, Durchfall oder Verstopfungen, Schilddrüsenstörungen, unregelmäßiger Herzschlag, ständige Müdigkeit und Antriebslosigkeit und auch chronische Entzündungen äußern. Nicht selten kommt es, wenn dieser Zustand anhält, auch zu psychischen Problemen wie beispielsweise Depressionen oder Ähnlichem.
- Grundsätzlich kann ein gestörter Vagusnerv mit unterschiedlichen Beschwerden und Ursachen zusammenhängen. Oftmals ist es sogar so, dass die jeweiligen Beschwerden nicht auf den Vagusnerv zurückgeführt werden und daher lange unentdeckt bleiben.

DEN VAGUSNERV AKTIVIEREN

So gut wie alles, was den Sympathikus runterfahren und damit den Parasympathikus aktivieren lässt, unterstützt auch den vagalen Tonus. In vielen Situationen merken wir gar nicht, dass wir gefährlichem Stress ausgesetzt sind und unser sympathisches Nervensystem überanstrengt ist. Sicher sind Sie schon einmal zur Arbeit gegangen und nahmen sich vor, alle anstehenden Aufgaben perfekt zu erledigen, angespannt saßen Sie stundenlang hinter dem Schreibtisch. Das ist fatal, wenn Sie zwischendurch keine Pausen einlegen. Denn durch einen verspannten Nacken und verkrampfte Schultern, flache Atmung und knirschenden Kiefer wird Ihrem Organismus ständig vermittelt, dass eine Gefahr droht. Vor allem während geistiger Arbeit, wenn man die eigene Haltung und tiefe Atmung vor Konzentration mal vergisst, sollten Sie sich immer wieder überprüfen und lockern. Der Organismus merkt dann sofort, dass er sich in keiner Gefahrensituation befindet, sondern sicher ist. Dem Vagus hilft es schon, wenn Sie zwischendurch nur ein paar Minuten die Augen schließen und tief in den Bauch atmen.

Eine gezielte medizinische Stimulation des Vagusnervs wird zunehmend von Neurowissenschaftlern erforscht. Erzielt werden sollen neue Therapieverfahren, um durch die Vagusnerv-Stimulation unterschiedliche Krankheiten zu behandeln. Dabei werden die Steuerungsmechanismen des Selbstheilungsnervs genutzt. Eine bereits jetzt eingesetzte Methode aktiviert den Nerv mithilfe eines Stimulationsgeräts am Ohr, an dem einer seiner Stränge verläuft. Die Stimulation erfolgt über elektrische Impulse, die das Gerät aussendet, um Hirnsignale gezielt zu verändern. Wie kann diese Vorgehensweise also konkret helfen? Die veränderten Signale können den inneren Rhythmus des Patienten wieder „auf den richtigen Weg bringen", beispielsweise bei jemandem, der an extremem Übergewicht leidet. Das Sättigungs- und Hungergefühl der Person ist im Ungleichgewicht, die gesendeten Signale korrigieren dies. Es gibt außerdem spezielle Geräte, die unter die Haut gesetzt werden und direkt mit dem Vagusnerv verbunden sind. Auch über diesen Weg können elektrische Impulse ans Gehirn gesendet werden, die gegen Erkrankungen wie Depressionen, chronische Kopfschmerzen oder Epilepsie wirken.

Ärzte schlagen solche Behandlungsmöglichkeiten aber in der Regel nur bei besonders schweren Fällen vor. Der Vagusnerv kann auch ganz einfach zu Hause gefördert werden – durch einen Mix aus dem richtigen Lebensstil, also gesunder Ernährung und Sport, Entspannungstechniken und gezielte Übungen, von denen Ihnen im weiteren Verlauf des Buches eine Vielzahl vorgestellt werden.

Auf einen Blick – Die Aktivierung des Vagusnervs

- In stressigen Situationen ist es wichtig, dass Sie den Tonus Ihres Vagusnervs herunterfahren. Dies gelingt nur, wenn Sie lernen Ihren Vagusnerv zu aktivieren.
- Die medizinische Stimulation des Vagusnervs steht inzwischen auch im Fokus der Forschungen im Bereich der Neurowissenschaften. Hiermit sollen langfristig verschiedene Krankheiten behandelt werden.

- Durch die Sendung der entsprechenden Signale und die damit einhergehende Stimulation des Vagusnervs sollen die Symptome der Betroffenen gelindert und langfristig behoben werden.
- Entsprechende Behandlungen werden bis heute von Ärzten jedoch nur bei besonders schweren Fällen empfohlen und verordnet.
- Unabhängig von einer medizinischen Stimulation können Sie Ihren Vagusnerv jedoch auch zuhause fördern und aktivieren.

Daran merken Sie, ob Ihr Vagusnerv im Gleichgewicht ist

Im Verlauf des Ratgebers haben Sie nun einiges über den Vagusnerv und sein Funktionssystem erfahren. Im Rahmen des Bonus wird es nun darum gehen, wie sie herausfinden, ob Ihr Vagusnerv im Ungleichgewicht ist.

Grundsätzlich ist der menschliche Organismus so beschaffen, dass er sich im natürlichen Zustand im Gleichgewicht befindet. Es besteht somit ein Ausgleich zwischen Anspannung und Entspannung. Durch die Belastungen des Alltags jedoch wird unser Nervensystem an vielen Stellen geschwächt.

Was bedeutet das?

Die Schwächung des Nervensystems löst dabei Fehlfunktionen aus. Symptomatisch können Sie diese Fehlfunktionen bei sich an unterschiedlichen körperlichen Merkmalen erkennen. Hierzu gehören:

- Kopfschmerzen
- zittrige Hände
- Herzbeschwerden
- Kreislaufbeschwerden sowie
- Störung der Verdauung.

Nicht immer lassen sich die Auslöser für diese Störungen innerhalb des Systems klar identifizieren. Wichtig zu wissen ist jedoch, dass die benannten Symptome nicht nur körperliche Anzeichen haben. Auch unsere Psyche kann hiervon betroffen sein. Besonders häufig ist der Vagusnerv daher infolge von Traumata aus dem Gleichgewicht. Liegt ein solcher Zustand vor, versetzt das unseren Körper in einen dauerhaften Zustand der Anspannung. Das schwächt Ihren Vagusnerv auf Dauer und er gerät aus der Balance. Langfristig können Körperfunktionen hierdurch gestört werden. Betroffen hiervon sind nicht selten die Verdauung und das Immunsystem.

Aber Achtung! Auch eine dauerhafte Entspannung des Vagusnervs ist kein erstrebenswerter Zustand. Ist der Vagusnerv nämlich dauerhaft entspannt, kann dies zu einem Motivationsverlust führen. Dieser geht nicht selten mit Antriebslosigkeit einher.

Für die Bewältigung des Alltags ist es daher wichtig, dass Sie lernen, den Vagusnerv bewusst zu stärken und diesen zu Ihren Gunsten einzusetzen.

Auf einen Blick – Wenn der Vagusnerv im Gleichgewicht ist

- Ist Ihr Nervensystem geschwächt, löst das Fehlfunktionen aus, die sich anhand unterschiedlicher Symptome ablesen lassen. Hierzu gehören Kopfschmerzen, zittrige Hände, Herzbeschwerden, Kreislaufbeschwerden sowie Störungen der Verdauung.
- Eine klare Identifikation dieser Beschwerden ist nicht immer möglich.
- Eine der häufigsten Ursachen für einen gestörten Vagusnerv sind Traumata, die innerhalb des Nervensystems für ein Ungleichgewicht sorgen.
- Der Vagusnerv sollte daher immer im Gleichgewicht zwischen Anspannung und Entspannung sein.

Mithilfe des Selbstheilungsnervs Beschwerden lindern

Wer seinen Selbstheilungsnerv stimuliert, unterstützt seine Gesundheit aktiv und wirkt zahlreichen Beschwerden entgegen. Ob Alltagsstress, Atemnot oder psychische Beschwerden, wird der Vagusnerv gestärkt und der vagale Tonus erhöht, fällt es dem Körper leichter, sich selbst zu heilen und ausgeglichen zu werden. In diesem Kapitel wird Ihnen im Einzelnen aufgezeigt, welche Beschwerden der Vagus lindert und bei welchen Krankheiten seine Stimulierung hilfreich ist.

Diabetes

Viele Menschen mit Diabetes leiden an Nervenstörungen und haben oft einen schwachen Parasympathikus, in Kombination mit Zucker wird die Vagusfunktion extrem gestört. Der Vagusnerv ist für die Versorgung mit Sekreten für die Dünndarmschleimhäute zuständig, die für den Zuckerstoffwechsel gebraucht werden. Wenn wir eine Mahlzeit zu uns genommen haben, werden im Dünndarm Inkretine ausgeschüttet, die zur Freisetzung von Insulin führen und bewirken, dass der Blutzuckerspiegel sinkt. Gleichzeitig wird Glukose gut von den Zellen aufgenommen und der Stoffwechsel ist angeregt. Ist der Vagus aktiv und gesund, werden viele Inkretine freigesetzt und der Blutzucker wird noch mehr gesenkt, wodurch die Medikamenteneinnahme gegen Diabetes unterstützt wird. Manche Diabetes-Patienten können ihre Medikamente sogar absetzen, wenn sie ihren Vagus gezielt und regelmäßig stimulieren.

Weil der vagale Tonus bei Bewegung angeregt wird, wird insbesondere Patienten von Typ-2-Diabetes eine Bewegungstherapie vorgeschlagen, durch welche die Blutzuckerwerte verbessert werden. Beim Sport werden die Muskeln gefordert, bis sie aus Depots im Körper die Glukose ziehen, ihr Treibstoff. Sind die Depots leer, nutzen die Muskelzellen direkt den

Blutzucker aus dem Blut und der Vagus sendet das Signal aus, dass der Spiegel des Blutzuckers sinkt. Eine ganze Weile nach dem Sport hält dieser Effekt an, weil die Muskelzellen länger brauchen, bis ihre Depots wieder vollständig aufgefüllt sind.

Die Muskeln spielen also eine große Rolle – je mehr Muskeln ein Mensch besitzt, desto besser und schneller kann der Blutzuckerspiegel gesenkt werden. Deswegen ist sportliche Betätigung zum Muskelaufbau so wichtig. Der Selbstheilungsnerv wird in seiner Arbeit unterstützt, wenn mithilfe von Ausdauertraining und Kraftübungen die Muskulatur gestärkt wird. Diabetiker sollten während des Sports immer aufpassen, nicht in den Bereich der Unterzuckerung zu kommen, vor allem, wenn bereits blutzuckersenkende Medikamente eingenommen werden. Ist der Blutzucker zu niedrig, kommt es zu Warnzeichen wie Herzrasen, Kribbeln, kalte Schweißausbrüche oder Heißhungerattacken. Der Stoffwechsel und die Vagusaktivität können auch mit eher ruhigeren Sportarten wie Yoga angeregt werden, der Blutzuckerspiegel kann sich so ohne großes Schwitzen besser regulieren.

Stress und Migräne

Die Beschwerden und Auswirkungen von Stress wurden bereits angesprochen. Zu den unangenehmsten Symptomen gehören Migräne, eine schlechtere Verdauung, ein geschwächtes Immunsystem, willkürliches Muskelzucken oder Zähneknirschen und eine hohe innerliche Anspannung. Für das vegetative Nervensystem ist Stress Auslöser und Folge zugleich – sind wir extrem gestresst, ist es unausgeglichen und der Vagus kann seinen Funktionen nicht richtig nachgehen. In der Folge wird neuer Stress schlechter bewältigt, da der Sympathikus bereits voll aktiviert und der Vagusnerv unterdrückt ist. In der Folge sind wir gestresst und kommen mit neuem Stress noch weniger klar.

Es gibt durchaus Mittel und Wege, wie wir uns in stressigen Lebensphasen wach und konzentriert halten können oder besser einschlafen, langanhaltend sind diese Effekte jedoch nicht. Es braucht ein gesundes Nervensystem und einen kräftigen Vagus, damit sich der Körper selbst regenerieren und eine hohe Stresstoleranz haben kann. Wer seinen Vagus regelmäßig trainiert, kann auch lästiger Migräne vorbeugen bzw. akute Migräne effektiv bekämpfen, da der Nerv beruhigende Signale an Bereiche des Gehirns sendet, die für Schmerzen verantwortlich sind. Durch Vagus-Training müssen Sie also seltener zu Schmerzmitteln greifen und setzen sich nicht dem Risiko von Nebenwirkungen wie Medikamentenübergebrauchssymptomen aus.

Verdauungsprobleme

Der Darm und seine große Wirkung auf unser körperliches und seelisches Wohlbefinden rückt seit einigen Jahren immer mehr in den Fokus. Unser Magen und unsere Gefühle sind nämlich stark miteinander verknüpft und der Vagusnerv ist Teil der Darm-Hirn-Achse, also der Verbindung zwischen Gehirn und den Verdauungsorganen. Hat der Sympathikus eine erhöhte Aktivität oder ist der Vagus gestört, kann es zu Entzündungen der Magenschleimhaut, Durchfall, Magengeschwüren oder Darmgeschwüren kommen. Hat der Parasympathikus die Oberhand und kann der Vagus seiner Arbeit nachgehen, haben wir eine gute Darmflora, das Immunsystem ist gesund und wir fühlen uns glücklich. Wie sehr Darm und Emotionen zusammengehören, merken wir, wenn wir schlechte Gedanken haben oder uns wegen etwas stressen. Der Magen reagiert dann auf unsere negativen Emotionen und wir haben das Gefühl, dass sich unser Bauch zusammenzieht.

In unserem Darm befinden sich viele Millionen Nervenzellen, welche in den Darmwänden sitzen und mit dem Vagusnerv bzw. dem gesamten zentralen Nervensystem verbunden sind. Diese Nervenzellen bilden eine Art zweites Gehirn im Magen. Damit wir Essen verdauen können, braucht es außerdem noch Billionen von Bakterien, Sekrete und weitere innere Organe wie Leber und Bauchspeicheldrüse, sodass der Magen regelmäßig entgiftet werden kann. Die Nerven und Organe arbeiten zusammen, damit aus der Nahrung alle wichtigen Nährstoffe gefiltert werden. Der bereits erwähnte „Vagusstoff" wirkt Entzündungsherden entgegen, gleichzeitig ist der Vagus dafür verantwortlich, Körper und Gehirn das Sättigungsgefühl zu vermitteln. Darüber hinaus stärkt der Vagus die Barriere der Darmwand und hilft dem Immunsystem, von dem ein großer Teil im Darm sitzt. Hier wird entschieden, ob eine Infektion droht oder nicht.

Wenn der vagale Tonus einer Person niedrig ist, steigt ihr Risiko für Nahrungsmittelunverträglichkeiten und Allergien, für Laktoseintoleranz und Histaminunverträglichkeit. So wie der Zustand des Vagus die Verdauung beeinflusst, beeinflusst wiederum die Ernährung das Verdauungssystem und den Selbstheilungsnerv. Omega-3-Fettsäuren, bestimmte Nährstoffe und Probiotika helfen dem Magen beim Verdauen, ungesunde Fette und Kohlenhydrate hingegen machen es ihm schwer, seine lebensnotwendige Arbeit zu tun. Auf die richtige Ernährung für den Vagus wird später im Buch noch einmal genau eingegangen.

Festzuhalten bleibt, dass der Vagusnerv die Verbindung zwischen Gehirn und Magen ist und an Körperentscheidungen beteiligt ist, die die Verdauung betreffen. Über ihn spiegelt sich nicht nur die Darmgesundheit, sondern auch die mentale Stärke und Resilienz. Ein lange verdrängtes Trauma und negative Emotionen können z. B. dazu führen, dass der Vagus unterdrückt wird und es zu Darmproblemen kommt.

Dieses körperliche Symptom mit Emotionen in Verbindung zu bringen, fällt vielen schwer, denn meist braucht es erst eine intensive Auseinandersetzung und Aufarbeitung der negativen Gefühle, bis eine Besserung ersichtlich wird. Das kostet Überwindung, ist aber nötig. Denn Psyche und Körper hängen eng miteinander zusammen und unbewusste seelische Schmerzen haben, mitunter über den Vagus, einen schlechten Effekt auf Körperfunktionen wie die Verdauung. Das bedeutet jedoch auch, dass positive Emotionen den Darm und Vagus unterstützen und andersherum ein gestärkter Vagus und ein gut funktionierendes Verdauungssystem glücklich machen.

Atemnot

Sie wissen bereits, dass die Lungenbläschen von Nervenfasern des Vagusnervs durchzogen sind und stark mit dem Zentrum des Vagus verbunden sind. Werden diese Nervenfasern durch tiefes Atmen gedehnt, wird somit das gesamte parasympathische Nervensystem angeregt und der Organismus verstärkt, wodurch der Körper schneller zur Ruhe findet.

Über unsere Atmung wird unglaublich viel in uns reguliert, was sich besonders in Stresssituationen zeigt. Wenn Sie sich bedroht oder gestresst fühlen und der Sympathikus angeregt ist, wird Ihre Atmung eher verkrampft und unregelmäßig, sie kann sogar schmerzhaft werden. Zwingen Sie sich dann dazu, ruhig und regelmäßig zu atmen, bekommen Sie die Stressreaktion des Körpers automatisch unter Kontrolle. Der Vagusnerv sendet dann beruhigende Signale an das Gehirn, was eine Panik verhindern kann.

Weil der Vagusnerv für den Reflex des Hustens bzw. des Unterdrückens von Husten zuständig ist, hilft seine Stimulierung auch bei akuten Atemwegserkrankungen wie Asthma. Bei dieser chronischen Krankheit sind die Atemwege verengt, durch Schleimablagerungen, Ödeme oder Krämpfe in den Muskeln. Im schlimmsten Fall kommt es zu heftigen Hustenanfällen und Atemnot. Das Immunsystem reagiert heftig auf Umweltreize, wodurch Entzündungen und Allergien hervorgerufen werden. Die sensorischen Neuronen des Selbstheilungsnervs kontrollieren durch Impulse ans Gehirn auch das Husten als Reflex, durch das Trainieren des Vagus können Asthmasymptome deswegen kontrolliert werden.

Bluthochdruck

Das Herz ist der Motor unseres Körpers, jeden Tag pumpt es Blut durch unsere Adern und sorgt dafür, dass Sauerstoff und Nährstoffe zu den Organen gelangen. Der Kreislauf des Blutes ist in den Lungen- und Körperkreislauf aufgeteilt, die zusammenarbeiten. Der rechte Teil des Herzens pumpt über den Lungenkreislauf sauerstoffarmes Blut zur Lunge, damit es dort mit Sauerstoff angereichert werden kann. Von da aus fließt es zurück zum Herzen, damit es über die linke Herzhälfte in den gesamten Körperkreislauf kommt. Damit dieser Rhythmus gehalten wird, schlägt das Herz 60- bis 90-mal in der Minute.

Es gibt einige Erkrankungen und Symptome, die mit dem Herz-Kreislauf zu tun haben. Dazu zählen Arterienverkalkungen, Herzrhythmusstörungen oder Krampfadern, die von gestörter Durchblutung hervorgerufen werden. In der Bevölkerung ist die am weitesten verbreitetste Erkrankung des Herz-Kreislaufs der Bluthochdruck. Etwa 20 bis 30 Millionen Deutsche haben Bluthochdruck, das Risiko steigt mit zunehmendem Alter, da die Blutgefäße weniger elastisch werden und es für den Herzmuskel schwieriger wird, einen Druckausgleich zu schaffen. Weil Bluthochdruck erst nach längerer Zeit Symptome verursacht, wissen viele gar nicht, dass sie ihn haben. Dinge wie Schlafstörungen, Nasenbluten, häufige Nervosität, Kopfschmerzen oder Schwindel können leicht mit anderen Gründen in Verbindung gebracht werden und die Diagnose des Bluthochdrucks kann daher ausbleiben. Die Symptome werden häufig mit Stress assoziiert und Betroffene denken nicht daran, einen Arzt aufzusuchen.

Dabei kann ein über lange Zeit erhöhter Blutdruck, hervorgerufen durch verengte Arterien, zu Schädigungen von Organen wie dem Gehirn, den Nieren und dem Herzen führen. Vor allem das Herz wird in Mitleidenschaft gezogen, weil es ständig gegen hohen Druck anpumpen muss – durch zu enge und verhärtete Arterien kann immer weniger Blut fließen. In der Folge ziehen sich die Herzkammern nicht mehr kräftig zusammen und verlieren ihre Koordination, das Risiko einer Herzinsuffizienz steigt erheblich. Gleichzeitig steigt auch das Risiko von Herzinfarkten, Schlaganfällen, schwach durchbluteten Beinen und Nierenschwäche. Eine ganze Reihe an Erkrankungen, die sogar lebensbedrohlich sein können.

Das vegetative Nervensystem und der Vagusnerv sind an der Regulierung des Blutdrucks beteiligt, denn der Sympathikus und Vagus teilen dem Herz mit, welche Bedürfnisse der Organismus gerade hat und wie es sich verhalten muss. Viele Nervenfasern des Vagusnervs liegen direkt am Herzen und funktionieren als körperinnerer Herzschrittmacher, der einen regelmäßigen Herzschlag garantiert. Durch den Vagusstoff, welcher an den Nervenenden freigesetzt wird, verlangsamt sich der Herzschlag und der Blutdruck sinkt, ist in Stresssituationen der Sympathikus aktiv, erhöht sich die Herzfrequenz. Wenn dieses Zusammenspiel von anregendem Sympathikus und beruhigendem Parasympathikus gestört ist, gibt es vermehrt Schwankungen des Blutdrucks und der Sympathikus übernimmt öfter die Oberhand. Über längere Zeitperioden pumpt das Herz dann schneller und das Blut zirkuliert schneller. Kommt zu einem schwachen Vagus noch ungesunde Ernährung, Übergewicht, Stress und zu wenig Bewegung im Alltag, ist Bluthochdruck garantiert.

Ein regulierter Blutdruck ist also abhängig von einem gesunden Lebensstil und einem gesunden vegetativen Nervensystem. Wenn Sie den Verdacht haben, dass Ihr Blutdruck zu hoch ist, sollten Sie diesen über mehrere Tage hinweg regelmäßig messen und einen Arzt konsultieren. Es gibt Medikamente, die den Blutdruck senken, sie schlagen jedoch nicht immer an. Das Fördern des Vagusnervs kann Bluthochdruck vorbeugen bzw. Symptome nachhaltig lindern. Da der Selbstheilungsnerv an so vielen Prozessen des Herzens und insbesondere am Blutkreislauf beteiligt ist, wird durch seine Regulierung das Risiko für Herz-Kreislauf-Erkrankungen stark gesenkt.

Herzerkrankungen

Der Herzrhythmus hängt in hohem Maß mit dem vegetativen Nervensystem und den beiden Polen Sympathikus und Parasympathikus bzw. Vagus zusammen. Der Parasympathikus stellt sicher, dass unser Herz gleichmäßig und ruhig schlägt, durch Reaktionen des Sympathikus schlägt es in für den Körper aufregenden Situationen schnell oder kommt gar ins Stolpern. Dass das Herz einmal kurz aussetzt oder etwas unregelmäßig schlägt, kann vorkommen, treten solche Symptome öfter auf, wird es aber schnell gefährlich. Herzrhythmusstörungen lassen sich häufig auf ein Ungleichgewicht des Nervensystems und einen schlecht ausgebildeten Vagusnerv zurückführen.

Sie haben bereits etwas über den vagalen Tonus erfahren, welcher die Aktivität des Nervus vagus beschreibt. Dieser Tonus kann gemessen werden, indem Atemfrequenz, Herzfrequenz und insbesondere die Herzratenvariabilität ermittelt werden. Die Herzratenvariabilitätsmessung, HRV genannt, führen Ärzte mit EKG-Geräten durch, um die Gesundheit des Herzens und des Vagus zu untersuchen. Je nach Situation und Verfassung schlägt das Herz schneller oder langsamer, wodurch der Intervall zwischen den Schlägen nie ganz gleich ist. Wenn die Unterschiede in der Herzratenvariabilität groß sind, ist das Herz äußerst anpassungsfähig und lebendig, demnach gesund. Ist die Herzratenvariabilität niedrig, sind die Unterschiede zwischen den Intervallen also klein, reagiert der Körper schlechter auf Stress und wird vom Sympathikus schnell in Alarmbereitschaft versetzt. Mittels der HRV kann demnach bestimmt werden, wie hoch die Stresstoleranz des Körpers ist.

Viele Herzerkrankungen stehen mit einer chronisch geringen Stresstoleranz in Verbindung. Diese kann mittels des Vagus-Trainings erhöht werden. Im Prinzip stärkt den Vagus alles, was den vagalen Tonus in die Höhe treibt und gleichzeitig Stress abbaut, z. B. durch einen erhöhten Serotonin- und Dopaminspiegel. Die Vagus-Aktivierung setzt die Stimulation des Sympathikus herab und unterstützt den Selbstheilungsnerv dabei, die Herztätigkeit zu regulieren und Krankheiten vorzubeugen.

Depressionen und Angstzustände

Seit einigen Jahren bekommen mentale Krankheiten in der Gesellschaft mehr Aufmerksamkeit und werden ernster genommen. Das ist eine notwendige und wichtige Entwicklung, denn immer mehr Menschen leiden an Depressionen, Burnout und Angstzuständen. Weitere Erkrankungen wie Zwangsstörungen oder Essstörungen können jeden Menschen in jeder Lebenslage betreffen und auch für Angehörige eine Belastung werden.

Besonders die Zahl der an Panikattacken und depressiven Phasen leidenden Leute steigt in der Leistungsgesellschaft, psychische Erkrankungen zählen zu den häufigsten Gründen für Krankschreibungen und Arbeitsunfähigkeit. Betroffene suchen sich oft nur zögerlich Hilfe, weil sie sich für die nichtkörperlichen Symptome ihres Leidens schämen und/oder sie sich vor Ablehnung des eigenen Umfelds fürchten. Das Stigma um psychische Krankheiten ist bedauernswerterweise noch immer in vielen Gesellschaftsschichten verwurzelt und es fällt schwer, offen darüber zu sprechen.

Angststörungen und Depressionen gehen fast automatisch mit einer Unterfunktion des Selbstheilungsnervs einher. Bewusst und unterbewusst fühlen sich Betroffene langanhaltend gestresst, der Sympathikus unterdrückt den Parasympathikus und dieser kann den Organismus nicht mehr zur Ruhe kommen lassen. Neben dem dann einsetzenden Teufelskreis von erhöhtem Stress und geringer Stresstoleranz kommt ein weiterer dazu: Von der Gesundheit unseres Vagus hängt in hohem Maße auch unsere soziale Kompetenz ab. Wer einen schwach ausgeprägten Vagusnerv hat, hat oft Probleme mit dem Empathieempfinden, fühlt sich während Interaktion mit anderen überfordert und weiß nicht, wie er sich mitteilen sollte. Reaktionen von Gesprächspartnern werden schlechter interpretiert, eigene Reaktionen und Worte schlechter gewählt. Dadurch fällt es Betroffenen wiederum schwerer, ihr engstes Umfeld über ihre psychische Krankheit aufzuklären oder um Hilfe zu bitten. Sie haben das Gefühl, dass zwischen ihnen und der Außenwelt eine Mauer steht, die sie davon abhält, ihr Leiden selbst mit langjährigen Freunden und Geliebten zu teilen. Das führt zu noch mehr

Stress, noch mehr Ängsten, noch schlechteren Gedanken. Körperliche Symptome wie gestörtes Essverhalten, chronische Müdigkeit und Kopfschmerzen gesellen sich zu den psychischen Beschwerden.

Diesen Kreislauf zu durchbrechen, ist keine leichte Aufgabe. Es braucht viel Geduld, Verständnis und Unterstützung, um gegen Depressionen und ähnliche Krankheiten anzukämpfen. Sollten Sie selbst erheblich unter negativen Gedanken leiden, die sich auf Ihr Alltagsleben auswirken und über den normalen Rahmen hinausgehen, sollten Sie sich in jedem Fall professionelle Hilfe suchen. Zusätzliche Vagus-Stimulationen unterstützen Geist und Körper beim Heilen und schlagen in vielen Fällen selbst dann an, wenn therapeutische und medikamentöse Behandlungen nicht anhaltend wirken. Dabei sind die Vagus-Übungen auf mehreren Ebenen vorteilhaft; Atemübungen und Bewegungsübungen oder Meditationen vermindern Angstgefühle und Stress, ein starker Vagus sorgt für eine gute Verdauung und da unsere mentale Gesundheit auch vom Darm abhängt, wird somit eine Kettenreaktion ausgelöst, durch die wir uns rundum besser fühlen.

Schmerzen & Rheuma

Wenn der Körper größerem Schaden ausgesetzt wurde, wie einer Operation, einem Unfall oder einer Entzündung, treten oft lästige Begleiterscheinungen wie Durchblutungsstörungen, Ödeme oder Hautprobleme auf. Es kann sogar zu Entzündungen und Schmerzen an Stellen kommen, die nicht einmal mit der betroffenen verwundeten Stelle zusammenhängen. Doch da im Organismus fast alles irgendwie miteinander verbunden ist, sind weitere Symptome und Schmerzen nie ausgeschlossen. Das vegetative Nervensystem ist an Heilungsprozessen beteiligt, weswegen Schmerzen und Entzündungen eher auftauchen und länger bleiben, wenn Sympathikus und Parasympathikus nicht im Gleichgewicht sind. Wenn der Vagusnerv durch Übungen gezielt stimuliert wird, heilen Entzündungen schneller. Sogar rheumatische Krankheiten, etwa Arthritis, können durch die Vagus-Stimulation weniger schmerzhaft werden, in Einzelfällen sogar ganz geheilt.

Arthritis gehört zu den Autoimmunkrankheiten, bei welchen das Immunsystem intolerant gegenüber körpereigenen Stoffen ist und gegen sie Antikörper bildet, sodass sich der Organismus ständig im Entzündungszustand befindet. Das Immunsystem wird dann runtergefahren, um zu verhindern, dass der Körper selbst angegriffen wird. Viele solcher Entzündungen lassen sich auf eine chronische Überfunktion des Sympathikus zurückführen, ein schlecht ausgebildeter Selbstheilungsnerv kann dann nicht wirklich viel ausrichten. Ist der Vagus hingegen gestärkt, werden schmerzhafte Symptome gelindert.

Auf einen Blick – Den Vagusnerv für die Linderung von Beschwerden nutzen

- Wenn Sie Ihren Selbstheilungsnerv stimulieren, unterstützen Sie Ihre Gesundheit aktiv und wirken zahlreichen Beschwerden entgegen.
- Zu den Betroffenen, die häufiger an Problemen mit dem Vagusnerv leiden gehören:

o Diabetiker,

o Personen, die mit Migräne und Stress kämpfen,

o Menschen, die unter Verdauungsproblemen leiden

o Personen, die aufgrund verschiedener Erkrankungen unter Beschwerden wie Atemnot leiden

o Personen, die unter Bluthochdruck leiden, der über einen längeren Zeitraum anhält

o Menschen, du unter Störungen des Herzrhythmus und damit in Folge unter Herzerkrankungen leiden

o Personen, die von psychischen Erkrankungen wie Depressionen und Angststörungen betroffen sind

o Menschen, die unter Schmerzen und Rheuma im Alltag leiden

Übungen zur Aktivierung und Stimulierung des Vagusnervs

Die folgenden Übungen eignen sich für eine ausgefeilte Vagusnerv-Selbstheilungs-Routine, können aber auch zwischendurch angewandt werden, um sofortige Entspannung zu bewirken. Vor allem mittags zwischen 13:00 und 15:00 Uhr, wenn wir ein energetisches Tief haben, bieten sich viele dieser Übungen und Praktiken für eine kleine Auszeit von 5 bis 10 Minuten an, damit Sie danach wieder neue Kraft für den Nachmittag und Abend haben.

4-7-8-Atmung

Atemübungen eignen sich perfekt dazu, dem Körper zwischendurch eine Pause zu gönnen und ihn bewusst und gezielt mit Sauerstoff zu versorgen. Darüber hinaus tut es uns gut, für ein paar Augenblicke alle Gedanken und Sorgen zu vergessen und unsere Aufmerksamkeit nur auf unseren Atem zu richten. Psychologen fanden heraus, dass während Atemübungen die Aktivität in der Amygdala sinkt, also dem Gefühlszentrum des Gehirns. Auch das rationale Steuerungszentrum im Kopf macht Pause.

Die 4-7-8-Atmung garantiert all diese positiven Effekte und ist besonders bei Menschen beliebt, die Probleme mit dem Einschlafen haben. Die Technik ist leicht und sofort effektiv: Begeben Sie sich in eine bequeme Haltung und legen Sie die Zungenspitze auf das Zahnfleisch hinter die oberen Schneidezähne. Atmen Sie ruhig aus, bis Ihre Lungen ganz leer sind. Nun atmen Sie 4 Sekunden lang tief ein, zählen Sie die Sekunden in Gedanken. Jetzt halten Sie den Atem 7 Sekunden lang an und bleiben still und entspannt. Atmen Sie danach 8 Sekunden lang durch den Mund aus, gerne geräuschvoll und mit geschlossenen Augen. Die Zunge liegt nun wieder normal im Mund. Das Ganze wiederholen Sie etwa 4- bis 10-mal oder einfach so lange, bis Sie sich wirklich entspannt fühlen und kurz vorm

Einschlummern sind. Vor allem das lange Anhalten und Ausatmen kann zu Beginn noch etwas herausfordernd sein, wird mit etwas Übung aber immer leichter und Sie können die Technik länger praktizieren. Alternativ können Sie die Sekundenanzahl am Anfang auch reduzieren, denn nicht das Einhalten der Zeit, sondern das Verhältnis der Zeitspannen zueinander ist entscheidend. Sie könnten also erst einmal 2 Sekunden einatmen, den Atem 4 Sekunden halten und dann 4 Sekunden durch den Mund ausatmen. Je mehr Sie üben, desto besser ist die Wirkung der Atemübung. Die 4-7-8-Atmung hilft durch die sofortige Entspannung nicht nur beim Einschlafen, sondern auch bei Angstzuständen oder Aggressionsproblemen.

Hier haben Sie Platz, um Ihre Gedanken zu notieren:

Lippenbremse

Die sogenannte Lippenbremse ist eine Atemübung, die vor allem in akuten Stresssituationen dabei hilft, das parasympathische Nervensystem anzuregen – etwa während einer Panikattacke. Atmen Sie tief durch die Nase ein und dann durch den Mund wieder aus, die Lippen sind dabei gespitzt, als ob Sie pfeifen würden. Durch diese Technik bleiben die Atemwege länger geöffnet, der Atemstrom wird abgebremst und tiefe Lungenbezirke belüftet. Die Atemmuskulatur wird gestärkt und die Atemwege werden geweitet, was den Vagus aktiviert. Eine verkrampfte und stockende Atmung normalisiert sich wieder nach ein paar Wiederholungen.

Hier haben Sie Platz, um Ihre Gedanken zu notieren:

____

____

____

Bauchatmung

Die Bauchatmung oder auch Zwerchfellatmung ist eine beliebte Entspannungsmethode, bei der sich das Zwerchfell nach unten ausdehnt, damit sich die Lunge ganz entfalten kann. Im Alltag neigen wir dazu, eher durch die Brust als durch den Bauch zu atmen. Dabei wird durch Muskeln zwischen unseren Rippen der Abstand zwischen diesen vergrößert und Luft strömt durch unsere Lungen. Das Brustatmen gelingt daher am besten, wenn wir uns aufrecht halten. Das tun wir aber nicht immer, wir sitzen oft eher zusammengesunken und etwas krumm. Die Luftmenge verkleinert sich und bei zusätzlichem Stress atmen wir zudem noch flacher und schneller. Es wird für den Körper schwerer, genügend Sauerstoff zu bekommen, zusätzlich kommt es zu Verspannungen in der Bauchmuskulatur. Die Bauchatmung hat den gegenteiligen Effekt. Durch die Ausdehnung des Zwerchfells kommt nicht nur mehr Luft in die Lunge, es wird außerdem leichter Druck auf andere innere Organe ausgeübt, was einer Massage gleichkommt.

Um eine bewusste Bauchatmung zu üben, setzen Sie sich auf einen Stuhl oder legen sich gerade ausgestreckt hin. Legen Sie Ihre Hände über Ihren Nabel auf den Bauch und atmen Sie langsam in den Bauch, sodass sich Ihre Hände mit dem Bauch heben. Die Schultern bleiben gesenkt. Beim konzentrierten Ausatmen sinken die Hände dann mit dem Bauch wieder nach unten. Schon nach ein paar Atemzügen werden Sie merklich entspannter. Bei der Bauchatmung werden selbst Lungenbläschen im unteren Lungenbereich gedehnt, die Lungengesundheit wird gefördert und der Vagusnerv wird über die Nerven um die Lungenbläschen herum stimuliert.

Hier haben Sie Platz, um Ihre Gedanken zu notieren:

Vierfüßlerstand

Der Vierfüßlerstand ist Teil vieler Yogaeinheiten, kann aber auch einfach zwischendurch durchgeführt werden, um dem Vagus etwas Gutes zu tun. Für diese Übung begeben Sie sich in den Vierfüßlerstand: Ihre Hände liegen parallel zu den Schultern auf dem Boden auf, die Knie liegen parallel zum Becken, der Blick ist auf den Boden gerichtet. Sie machen nun langsam einen Katzenbuckel, biegen also den oberen Rücken nach oben, bis er sich rundlich wölbt und zum höchsten Punkt des Körpers wird.

Nun atmen Sie tief durch die Nase ein und halten diese Rundung des Rückens so gut wie möglich. Sehr kräftig atmen Sie nun wieder aus und gehen sogar noch stärker in die Pose der Rundung, das Kinn ziehen Sie zeitgleich zur Brust. Sind Sie mit dem Ausatmen fertig, machen Sie eine Pause von etwa 5 Sekunden, wobei Sie weiterhin den Katzenbuckel halten. Nun kommen Sie wieder in die Ausgangsposition zurück und atmen einmal normal, bevor Sie erneut in den Katzenbuckel gehen und tief einatmen. Konzentrieren Sie sich nur auf Ihre Atmung und das Halten der Pose. Sollten Sie an Rückenbeschwerden leiden oder nach einiger Zeit Schmerzen im Rücken bemerken, führen Sie die Atemübung im einfachen Vierfüßlerstand durch.

Hier haben Sie Platz, um Ihre Gedanken zu notieren:

Wechselatmung

Auch die Wechselatmung kommt aus dem Yoga und hilft dabei, die Kapazität der Lungen zu erhöhen und den Atem zu kontrollieren. Dabei setzen Sie sich als Erstes in einen bequemen Sitz und führen zunächst die rechte Hand nach oben, Zeigefinger und Mittelfinger werden in Richtung Handfläche eingeklappt, der rechte Daumen kommt an die Delle des rechten Nasenflügels und der rechte Ringfinger an die kleine Delle des linken Nasenflügels. Abschließend verschließen Sie nun beide Nasenlöcher, indem Sie entweder leichten Druck mit dem Ringfinger oder mit dem Daumen ausüben. Beginnen Sie auf der linken Seite und verschließen Sie als Erstes das rechte Nasenloch. Dann atmen Sie mit dem linken Nasenloch einige Sekunden ein, verschließen beide Nasenlöcher und halten den Atem für mindestens 7 Sekunden.

Danach atmen Sie rechts für 8 Sekunden aus, wie bei der 4-7-8-Technik, bevor Sie wieder rechts einatmen und das Ganze ein paarmal wiederholen. Nach etwas Übung können Sie die Zeiten steigern, etwa 4 Sekunden einatmen, 16 Sekunden Atem anhalten, 8 Sekunden ausatmen. Überfordern Sie sich jedoch nicht.

Herz und Kreislauf werden durch diese Technik angeregt, zusätzlich werden die Nasendurchgänge geöffnet und Symptomen von Asthma, Heuschnupfen oder Erkältungen werden entgegengewirkt. Gleichzeitig erhöht sich die Konzentrationsfähigkeit nach ein paar Wechselatmungen und die beiden Gehirnhälften arbeiten besser zusammen. Die Körperhälften werden nämlich von den entgegengesetzten Gehirnhälften gesteuert und wenn Sie wechselseitig durch das linke und rechte Nasenloch atmen, werden die Hälften besser miteinander verknüpft und inneres Gleichgewicht stellt sich ein. Die Wechselatmung führt also zu Ruhe, Ausgeglichenheit, Energie und Klarheit.

Hier haben Sie Platz, um Ihre Gedanken zu notieren:

Drehdehnlage

Haben Sie manchmal das Gefühl, dass Sie beim Einatmen die Luft nicht ganz so tief in die Lungen fließen lassen können, wie es möglich wäre? Unterbewusster Stress kann Sie kaum merklich lähmen und zu körperlicher Anspannung führen. Durch die Drehdehnlage wird tiefes Einatmen leicht gemacht, die Atmung lässt sich bewusster lenken und die Bronchien werden frei gemacht.

Für diese Übung legen Sie sich flach auf eine Yogamatte oder das Bett und stellen Ihre Beine locker auf. Für etwa 2 Minuten atmen Sie tief in den Bauch hinein und achten nur auf den Vorgang der Atmung. Dann lassen Sie Ihre Beine ganz auf die rechte Seite kippen, wodurch ein angenehmes Ziehen entstehen sollte. Den linken Arm legen Sie nun neben dem Kopf ab und strecken ihn aus. Ihre rechte Oberkörperseite bildet jetzt ein C. Die ganze Zeit über bleibt Ihr Kopf gerade und Ihre Augen sind auf die Decke gerichtet. Mit dem nächsten Atemzug strecken Sie Ihren Arm noch etwas weiter nach oben.

In dieser Position fühlt sich Ihr Brustkorb sehr frei an, beim Einatmen strömt die Luft im ganzen Körper spürbar in Sie hinein. Wenn Sie ausatmen, löst sich die Spannung in der Position etwas. Wiederholen Sie die Streckung in der Drehdehnlage einige Minuten, bevor Sie auf die andere Seite wechseln und so erneut ein paar Minuten befreit atmen.

Hier haben Sie Platz, um Ihre Gedanken zu notieren:

Yoga

Die Yoga-Praxis stammt ursprünglich aus der indischen philosophischen Lehre und wird in Indien seit über 3.000 Jahren praktiziert. Heute ist Yoga eine echte Trendsportart, mit der auch Anfänger viel Spaß haben. Man muss nämlich nicht überaus sportlich sein, um Yogaübungen ausführen zu können. Die körperlichen Bewegungen, Asanas genannt, sind zwar wichtig, vielmehr geht es jedoch um Meditation und inneres Gleichgewicht. Yoga kann sogar eine ganze Lebenseinstellung und -philosophie werden, ohne religiösen Hintergrund.

In der westlichen Welt wird Yoga immer beliebter, weil viele Menschen unter Leistungsdruck stehen und einen Ausgleich zum stressigen Alltagsleben suchen. In so gut wie jeder größeren Stadt und selbst auf kleinen Dörfern auf dem Land gibt es Yogastudios und Yoga-Programme für alle, die an dieser alten Technik interessiert sind. Auf YouTube und anderen Plattformen im Internet finden sich Anleitungsvideos und erfahrene Yogis, die über die Entspannungstechnik lehren.

Die positiven Wirkungen von Yoga wurden bereits wissenschaftlich untersucht. Regelmäßige Übungen halten körperlich und geistig fit, machen beweglicher und können Beschwerden wie Bluthochdruck, Übergewicht, Diabetes und Schlafstörungen entgegenwirken. Viele Krankenkassen übernehmen die Kosten für Yogakurse, die speziell auf Menschen mit Rückenschmerzen und anderen Symptomen ausgerichtet sind und Schmerzen lindern.

Verschiedene Aspekte des Yogas wirken positiv auf das Gleichgewicht des Parasympathikus und Sympathikus. Durch die Verbindung aus Bewegung, Atemtechnik und Meditation wird die Sympathikusaktivität reduziert und der Parasympathikus und der Vagus angeregt. Besonders im Bauchraum und im Verdauungssystem breitet sich tiefe Entspannung aus, durch die erhöhte Achtsamkeit und die verbesserte Durchblutung des Gehirns werden negative Gedanken sachlicher wahrgenommen und der Fokus geschärft. Im Gegensatz zu Sport auf dem Crosstrainer oder im Fitnessstudio, wo wahrscheinlich irgendwo ein Bildschirm hängt, auf dem ablenkende Nachrichten oder Katastrophenmeldungen zu sehen sind, gibt es beim Yoga keine Störungen und die Konzentration liegt ganz bei sich selbst. Gleichzeitig verbessert sich durch die Übungen der Gleichgewichtssinn und die Muskulatur wird gestärkt, denn viele Asanas erfordern minutenlanges Verharren in einer Position.

Es gibt viele verschiedene Arten von Yoga, manche sind hauptsächlich entspannend, andere hingegen können äußerst schweißtreibend sein. Zu letzterer Art gehört das Ashtanga Yoga, wobei eine festgelegte Reihenfolge an Übungen eingeübt wird. Ashtanga Yoga eignet sich für sportliche Menschen, die im Yoga auch gerne eine Herausforderung sehen. Gleiches gilt für Bikram Yoga; bei dieser besonderen Form des Yogas werden die Übungen in einem überhitzten Raum durchgeführt, weil der Körper durch das vermehrte Schwitzen entgiftet werden soll. Als Ergänzung zu solch dynamischen und fordernden Übungen werden oft Praktiken des Yin Yogas angeboten, bei dem die unterschiedlichen Positionen über einen längeren Zeitraum ohne viel Muskelaktivität statisch gehalten werden. Yin Yoga ist daher sehr ruhig und wirkt ausgleichend, außerdem hat es eine besonders positive Wirkung auf die Faszien. Die bekannteste Yoga-Form ist das Hatha Yoga, aus dem sich viele weitere Stile entwickelt haben. Zum Hatha Yoga gehören Atemübungen, Asanas, Meditation und mentale Entspannungstechniken. Das Ziel ist es, über die Körperübungen hin zum Atem und dann zum Geist zu führen. Die Übungen sind deswegen eher entspannt und langsam, weswegen sich Hatha Yoga besonders für Anfänger eignet.

Bei Yogaübungen für den Vagusnerv sind tiefe Entspannung und erhöhte Flexibilität das Ziel, genauer gesagt die erhöhte Flexibilität des Nervensystems. Durch Yoga wird der vagale Tonus erhöht und das vegetative Nervensystem trainiert, sodass leichter zwischen sympathischem und parasympathischem System gewechselt werden kann. Durch die starke Konzentration auf das richtige Ausführen der Übungen wird negativen, für Stress sorgenden Gedanken Einhalt geboten.

Die folgenden Übungen eignen sich für eine Yoga-Selbstheilungsroutine, die den Vagus stimuliert und für mehr körperliche Fitness und Ausgeglichenheit sorgt. Voraussetzung für die erfolgreiche Yoga-Session ist eine gute Yoga-Matte, die rutschfest und weder zu dünn noch zu dick sein sollte, locker sitzende, angenehme Kleidung und eventuell einen Yoga-Block, auf dem Sie sich bei manchen Übungen abstützen oder ihn als Sitz benutzen können. Noch wichtiger als dieses Equipment ist die Atmosphäre. Um sich ganz in Ruhe auf die Bewegungen und die Atmung konzentrieren zu können, müssen Fernseher, Radio oder andere Ablenkungen in der Nähe abgeschaltet sein – legen Sie am besten auch das Smartphone in einen anderen Raum.

Anfangsentspannung

Um den Körper auf die Yogaübungen einzustellen und auch den Geist darauf vorzubereiten, sich in den nächsten Minuten voll auf die Praxis zu konzentrieren, eignet sich eine Anfangsentspannung. Diese dauert in der Regel 3 bis 7 Minuten, bei Anfängern ruhig etwas länger. Sie legen sich auf den Rücken und nehmen eine entspannte Haltung ein, Sie können die Beine etwas auseinanderlegen und die Arme vom Körper weg, wobei die Handflächen nach oben liegen. Sie können auch Ihre Knie beugen und die Fußsohlen auf dem Boden halten, was immer Sie als angenehmer empfinden.

Nun führen Sie progressive Muskelentspannung durch, spannen also abwechselnd Muskeln an und lassen dann wieder los. Heben Sie Ihr Becken etwas vom Boden ab, spannen Sie es an und nehmen Sie die Anspannung im Gesäß und unteren Rücken wahr. Nachdem Sie das Becken wieder abgesetzt haben, heben Sie nun den Brustkorb ein paar Zentimeter und spüren die Anspannung im oberen Rücken. Als Nächstes ziehen Sie die Schultern zu den Ohren, spannen die Schultern an, halten die Spannung und lassen erneut los. Während der gesamten Anfangsentspannung versuchen Sie, tief in den Bauch zu atmen.

Jetzt neigen Sie Ihren Kopf sehr sanft von einer Seite zur anderen und bringen ihn dann zurück zur Mitte. Um Ihre Atmung noch etwas zu verbessern, legen Sie beide Hände auf Ihren Nabel und spüren Sie, wie sich Ihr Bauch beim Einatmen hebt und beim Ausatmen wieder senkt. Stellen Sie sich beim Atmen vor, wie Sie Energie aufnehmen und entspannen. Womöglich spüren Sie währenddessen ein Kribbeln oder Wärme im Bauch, in jedem Fall sollte sich Ihr Körpergefühl bereits verbessert haben. Nun können Sie mit den Yogaübungen starten.

Katze

Kommen Sie langsam und bewusst in den Vierfüßlerstand. Atmen Sie ein paarmal tief ein und aus, bevor Sie Ihr linkes Bein gerade nach hinten und parallel den rechten Arm nach vorne strecken. Versuchen Sie langsam, sich komplett in die Länge zu strecken. Ihr Kopf und der Rücken bilden dann eine Linie, Ihr Blick ist auf den Boden gerichtet. Beim Ausatmen ziehen Sie Ihren rechten Ellenbogen und das linke Knie in Richtung des Bauchnabels zusammen. Es mag am Anfang noch etwas schwierig sein, das Gleichgewicht zu halten, bewegen Sie sich also langsam und bedacht. So verbessert sich der Gleichgewichtssinn und Sie sind nicht ganz so wackelig. Wenn Sie das nächste Mal einatmen, bilden Sie mit Arm und Bein erneut eine Linie. Führen Sie die Bewegung 10 Mal aus, bevor Sie die Seite wechseln und nun das rechte Bein und den linken Arm strecken.

König des Tanzes

Kommen Sie ins Stehen und verlagern Sie Ihr Gewicht auf das linke Bein. Die linke Hand wird an die Hüfte geführt. Nun beugen Sie Ihr rechtes Bein und führen es an den Bauch, gleichzeitig fassen Sie mit dem rechten Zeige- und Mittelfinger um den großen Zeh. Wenn Sie nun den Rücken durchdrücken und den Brustkorb heben, sollte sich ein wohliges Gefühl ausbreiten. Für ein besseres Gleichgewicht können Sie sich auf der anderen Seite des Raums einen Punkt suchen und diesen fixieren. Jetzt strecken Sie Ihr rechtes Bein, das Sie umfassen, nach vorne und oben. Atmen Sie ein paarmal tief ein und aus, bis Sie das Gleichgewicht gefunden haben und ganz still stehen. Nach etwa 20 bis 30 Sekunden nehmen Sie die Finger von Ihrem großen Zeh und führen den Fuß sehr langsam zurück auf den Boden. Das Gleiche wiederholen Sie nun mit dem linken Bein.

Kleiner Berg

Kommen Sie in die Hocke und stützen Sie sich mit den Händen am Boden ab. Die Knie führen Sie nun so weit wie möglich zur Seite, die Füße schließen Sie, sodass Sie aneinander liegen. Langsam richten Sie nun Ihren Oberkörper auf, strecken den Rücken und heben die Arme nach oben Richtung Himmel. Ihre Hände bringen Sie über dem Kopf zueinander, sodass sich die Fingerspitzen berühren, die Ellenbogen streben so weit nach hinten wie möglich. Sie bilden so einen „kleinen Berg“. Für einige Atemzüge halten Sie diese Position. Wenn Sie Ihren Gleichgewichtssinn noch etwas trainieren wollen, können Sie abwechselnd ein Auge und dann das andere schließen, während Sie tief atmen und die Spannung im Körper spüren.

Lotusblume

Sie setzen sich normal auf den Boden, Ihre Beine sind nach vorne ausgestreckt. Beim nächsten Ausatmen ziehen Sie die Beine nun Richtung Bauch und umfassen diese mit beiden Armen, Ihre Stirn führen Sie zu den Knien. Beim Einatmen versuchen Sie, die Beine und Arme langsam, so weit wie es geht, nach oben zu strecken, ähnlich einer Lotusblume, die sich entfaltet.

Ihren Kopf und den Blick richten Sie nach oben, Arme und Beine sind gerade gestreckt, die Zehen zeigen nach oben. Halten Sie diese Position für mindestens 10 Sekunden und vergessen Sie das gleichmäßige Atmen nicht. Nun setzen Sie Arme und Beine wieder ab. Im Rhythmus Ihrer Atmung wiederholen Sie diese Reihenfolge – Stirn zum Knie, Beine Richtung Bauch beim Ausatmen, Arme und Beine strecken, Kopf nach oben beim Einatmen.

Stuhl-Flow

Stellen Sie sich aufrecht hin und lassen Sie Ihre Füße sich dabei berühren. Wenn Sie einatmen, strecken Sie nun beide Arme nach oben. Beim Ausatmen beugen Sie die Knie so, als würden Sie sich auf einen Stuhl setzen wollen. Den Bauchnabel ziehen Sie währenddessen nach innen und oben. Für drei sehr langsame, tiefe Atemzüge halten Sie diese Position. Dann strecken Sie einatmend die Beine, bringen beide Hände vor dem Herzen zusammen und kommen auf Ihre Zehenspitzen. Erneut halten Sie diese Position für drei Atemzüge, bevor Sie ausatmend wieder in die Stuhlhaltung kommen. Diesen Stuhl-Flow wiederholen Sie etwa 10 Mal.

Kamel

Diese Übung sollten Sie nur durchführen, wenn Sie keine Rückenprobleme haben. Kommen Sie als Erstes in den Kniestand, stellen Sie also Knie und Zehen hüftbreit auf und platzieren Sie Ihre Hände am unteren Rückenbereich. Beim nächsten Einatmen richten Sie den Rücken gerade auf, beim Ausatmen ziehen Sie den Bauchnabel Richtung Wirbelsäule. Nun heben Sie einatmend die Brust nach oben und ziehen Arme und Schultern zurück, der Kopf wird sanft in den Nacken gelegt. Sollte sich das im Nacken unangenehm anfühlen, richten Sie Ihren Blick auf die Brust. Haben Sie sich an diese Position gewöhnt und fühlen Sie sich wohl, können Sie die Hände sogar vom Rücken lösen und sie auf den Fersen ablegen. Nach weiteren tiefen Atemzügen richten Sie den Oberkörper auf, legen die Füße ab und setzen sich einen Moment auf die Fersen, um die komplette Entspannung wahrzunehmen.

Oberkörper-Kreisen

Durch das Oberkörper-Kreisen können Sie die immunrelevanten Drüsen und den Vagus gleichzeitig stärken. Dafür setzen Sie sich zunächst in den Schneidersitz und legen die Hände auf die Knie. Ihre Wirbelsäule ist lang und gerade aufgerichtet. Jetzt machen Sie mit dem Oberkörper sanfte, langsame und kreisende Bewegungen – im Uhrzeigersinn ziehen Sie große Bögen um die eigene Körperachse herum. Wenn sich Ihr Rumpf gerade vorne befindet, atmen Sie ein, wenn er hinten ist, atmen Sie aus. Wenn Sie einmal den richtigen Rhythmus gefunden haben, erhöhen Sie das Tempo. Werden Sie so schnell, wie es sich für Sie noch angenehm anfühlt. Führen Sie das Oberkörper-Kreisen etwa 1 bis 2 Minuten durch. Verlangsamen Sie die Bewegungen danach wieder und kommen Sie zurück zur aufrechten Haltung. Jetzt wechseln Sie die Richtung, kreisen also gegen den Uhrzeigersinn.

Krieger 1

Die Haltung des Krieger 1 haben Sie sicher schon einmal gesehen. Dafür stellen Sie sich aufrecht hin, die Füße berühren sich. Nun machen Sie mit dem linken Fuß einen sehr großen Schritt nach hinten, die Arme heben Sie über die Seite nach oben. Das rechte Knie beugen Sie, so tief Sie können, das linke bleibt gestreckt. Ihr Becken richten Sie parallel nach vorne aus. Beim nächsten Ausatmen beugen Sie das linke Knie so weit, bis es fast den Boden berührt. Gleichzeitig senken Sie die Arme seitlich auf Schulterhöhe, den Bauchnabel ziehen Sie nach innen und oben. Wenn Sie einatmen, strecken Sie wieder das linke Bein und heben die Arme Richtung Himmel. Diesen Flow wiederholen Sie 10 Mal, bevor Sie die Seite wechseln.

Endentspannung

So, wie Sie sich durch die Anfangsentspannung auf das Yoga vorbereitet haben, können Sie die Praxis nun durch eine Endentspannung beenden und so das Gefühl der Tiefenentspannung noch etwas festigen. Sie legen sich auf den Rücken, Beine und Arme liegen leicht auseinander. Sie heben das rechte Bein ein paar Zentimeter vom Boden und lassen es wieder fallen, das

Gleiche machen Sie mit dem anderen Bein. Heben Sie dann beide Arme an, machen Sie Fäuste und lassen Sie die Arme wieder fallen, die Hände sind ganz locker. Ziehen Sie Ihr Gesäß zusammen, während Sie die Hüfte vom Boden abheben, und senken Sie sie nach ein paar Sekunden wieder. Atmen Sie während der An- und Entspannung der Muskeln tief in den Bauch hinein. Heben Sie den Brustkorb und entspannen Sie sich wieder, ziehen Sie die Schultern zu den Ohren und entspannen Sie wieder.

Auch mit den Gesichtsmuskeln können Sie diese Übungen machen. Öffnen Sie den Mund, strecken Sie Ihre Zunge heraus und öffnen Sie die Augen weit, dehnen Sie dabei die Gesichtsmuskeln. Lassen Sie wieder locker und rollen Sie nun den Kopf sanft von einer Seite zur anderen. Schließlich liegen Sie wieder ganz still und achten für ein paar Minuten nur auf Ihre tiefe Atmung.

Nach der körperlichen kommt die geistige Endentspannung – achten Sie auf Ihre Atmung und Ihre Gedanken. Spüren Sie nach, wie leicht und ruhig Sie sich fühlen, und stellen Sie sich vor, wie Sie dieses schöne Gefühl in sich festigen. Ihr Nervensystem und Ihr Selbstheilungsnerv werden es Ihnen danken.

Hier haben Sie Platz, um Ihre Gedanken zu notieren:

Body-Scan

Die Praktik des Body-Scans kann leicht in eine Atemübung oder eine Meditation integriert werden. Bei dieser Übung lernt man, den eigenen Körper achtsam wahrzunehmen und mit der Aufmerksamkeit ganz bei sich selbst zu bleiben. Schrittweise wird der ganze Körper intensiv gespürt, um den eigenen Gedanken und Empfindungen in einer angenehmen Haltung näherzukommen.

Beim Body-Scan wird der Körper von innen abgetastet und komplett angenommen. Egal, welche Empfindungen in diesem Moment verspürt werden, die werden nicht bewertet, sondern nur akzeptiert. Das mag am Anfang etwas schwerfallen, denn wir sind es gewohnt, ständig Dinge zu bewerten, auch uns selbst. Regelmäßige Body-Scans helfen dabei, dieses ständige Bewerten zu verringern und besser den Ist-Zustand zu erfassen. Dadurch wird Stress abgebaut und ein besseres Körpergefühl erreicht.

Für den Body-Scan legen Sie sich als Erstes auf den Boden, am besten auf einen weichen Teppich oder eine Yogamatte. Führen Sie den Scan lieber nicht durch, wenn Sie sich sehr schläfrig fühlen, denn Sie sollten während der Übung wach und konzentriert bleiben. Schließen Sie die Augen, wenn Sie sich dadurch noch ruhiger fühlen. Als Erstes spüren Sie Ihren Körper als Ganzes vom Kopf bis zu den Zehen und nehmen ihn als eine Einheit wahr. Dann wandert Ihre Aufmerksamkeit zu den Zehen Ihres linken Fußes. Fokussieren Sie sich auf alles, was Sie nun wahrnehmen. Sind Ihre Zehen kalt oder warm, kratzt es irgendwo? Wohin zeigen Ihre Zehen? Stellen Sie sich vor, wie Ihr Atem an diese Stelle gelenkt wird – von der Nase durch Brust und Bauch, durch die Beine und bis hin zu den Zehen.

Natürlich kann es sein, dass Sie nicht wirklich irgendetwas an einer Körperstelle empfinden, doch auch das ist eine Wahrnehmung.

Lenken Sie Ihre Aufmerksamkeit für einen Moment nur auf Ihre Atmung und stellen Sie sich wieder vor, wie er durch den Körper strömt. Der Body-Scan wandert nun weiter zu den Fußsohlen, den Fersen und Knöcheln. Nehmen Sie erneut alle Empfindungen wahr und lassen Sie sie dann wieder los. Zwischen jedem Körperteil konzentrieren Sie sich kurz wieder nur auf den gleichmäßigen und ruhigen Atem, bevor es weitergeht. Wird der Body-Scan von anderen abweichenden Gedanken gestört, versuchen Sie, den Fokus wieder auf den Atem und ein Körperteil zu legen, bis die

Gedanken in den Hintergrund gedrängt werden. Von den Füßen, über beide Beine, zum Rumpf, zu den Armen, zum Hals und zu den Schultern bis zum Kopf und bis zum Scheitel arbeiten Sie sich so vor. Am Ende richten Sie Ihre Aufmerksamkeit wieder auf die Atmung.

Um die maximale Kraft des Body-Scans zu entfalten, sollten Sie ihn mindestens einmal am Tag durchführen. Lassen Sie sich dabei Zeit und seien Sie geduldig, um jedem Körperteil volle Aufmerksamkeit zu schenken. Sollten Sie während der Übung ständig müde werden, führen Sie sie lieber morgens durch. Mit Zeit und Übung wird sich körperlicher und psychischer Stress abbauen.

Hier haben Sie Platz, um Ihre Gedanken zu notieren:

____

____

____

Lachyoga

So skurril es scheint, grundloses Lachen ist eine beliebte Yogapraxis, die von vielen praktiziert wird. Das Prinzip ist einfach: Künstliches Lachen soll in echtes Lachen verwandelt werden. Beim Lachyoga wird Lachen mit Klatsch-, Dehn- und Atemübungen verbunden, um echte positive Emotionen hervorzurufen. Großen Humor oder gute Witze auf Lager zu haben, ist nicht wirklich nötig, es geht eher darum, durch Gruppendynamik und Blickkontakt ins Lachen zu kommen.

Dass Lachen gut für die Gesundheit ist, ist mittlerweile auch wissenschaftlich bestätigt. Während des Lachens wird die Atmung stakkatoartig unterbrochen, die ruckartige Bewegung im Zwerchfell bewirkt, dass Atemluft aus der Lunge gestoßen wird. Durch den Vorgang werden Substanzen im Körper freigesetzt, die entzündungshemmende und schmerzstillende

Wirkungen haben. Auch Stresshormone werden abgebaut, das Immunsystem wird gestärkt und Sauerstoff wird besser ins Blut aufgenommen. Nach einem ordentlichen Lachanfall werden Sie merken, dass Ihr Herz-Kreislauf-System angeregt wurde, Sie freier atmen und viele Glückshormone ausgeschüttet wurden. Wer einmal anfängt, kann das Lachen oft gar nicht mehr zurückhalten und kommt in einen echten Rausch, der durch eben jene Hormone hervorgerufen wird.

Eine typische Lachyoga-Stunde besteht normalerweise aus 4 bis 5 Schritten. Als Erstes wird sich aufgewärmt: Es wird rhythmisch geklatscht und „Ho-ho-ha-ha" gerufen, um Hemmungen fallen zu lassen und das Begeisterungszentrum im Gehirn zu aktivieren. Danach geht es weiter mit Atemübungen, bevor es zum tatsächlichen Lachen übergeht. Am Anfang wird noch gekichert, dann geht es immer mehr in herzhaftes Lachen über. Zum Schluss der Einheit kann noch etwas meditiert werden, um die positiven Emotionen zu festigen.

Durch Lachyoga wird auf Dauer eine positivere Grundstimmung erlangt, viele berichten darüber hinaus, dass ihnen kreatives Denken und Organisieren leichter fällt. Vielleicht zweifeln Sie an diesen positiven Wirkungen, wenn das Lachen zu Beginn nur falsch ist. Tatsächlich kann unser Gehirn zwischen echtem und gefälschtem Lachen aber nicht wirklich unterscheiden, es interpretiert die Handlungen gleich. Probieren Sie es einmal aus: Stellen Sie sich vor einen Spiegel und lächeln Sie sich selbst an, selbst, wenn Ihnen im Moment nicht nach Lachen zumute ist. Sie werden spüren, dass Sie sich zumindest körperlich ein wenig besser fühlen und Ihr Gehirn so austricksen können. Der Parasympathikus wird durch Lächeln und Lachen angeregt, es kann dem Sympathikus sogar entgegenwirken.

Online gibt es einige Videos und Anleitungen zum Thema Lachyoga, wenn Sie sich an die Praxis herantasten möchten. Am meisten Spaß und am effektivsten ist es natürlich, das Lachyoga mit anderen Personen zu machen. Das wirkt doppelt gesund, weil der Vagus auch durch soziale Interaktion stimuliert wird. Schauen Sie sich bei Interesse einmal danach um, ob es in Ihrer Nähe sogenannte Lachclubs gibt oder Veranstaltungen, auf denen Lachyoga-Übungen gemeinsam unter Anleitung durchgeführt werden können.

Hier haben Sie Platz, um Ihre Gedanken zu notieren:

____

____

____

Affirmationen

Haben Sie schon einmal von Affirmationen gehört? Hinter diesen positiven Sprüchen, Glaubenssätzen und Weisheiten steckt mehr Potenzial und Wirkmacht, als man annehmen könnte. Sie verhelfen dazu, optimistischer zu denken, größeres Selbstvertrauen zu erreichen, sich Ziele zu setzen und ultimativ selbstsicherer zu sein. Dank der verbesserten innerlichen Einstellung prallen Stress und Druck eher von Ihnen ab, wodurch Sie sich seltener ausgezehrt und heruntergezogen fühlen. Mit schwierigen Situationen können Sie Ihre eigenen Emotionen und Ihr Verhalten bzw. Ihre Reaktion auf Negatives besser kontrollieren. Davon profitiert ultimativ der Vagus; das sympathische System gibt Ruhe und es kann sich auf die Selbstheilung des Körpers konzentrieren.

Positive Affirmationen funktionieren durch Autosuggestion. Sie beeinflussen das Unterbewusstsein und strukturieren es neu, um es in eine positive Richtung umzupolen. Im herausfordernden Alltag helfen die Glaubenssätze somit dabei, ein positives Selbstbild zu behalten und optimistisch zu bleiben. Wissenschaftler, die sich mit der Wirkung von Affirmationen auseinandersetzten, stellten fest, dass diese die Gehirnregion für Selbstreflexion und das Belohnungszentrum aktivieren. Vor allem Glaubenssätze, die sich auf die Zukunft beziehen, haben eine große Wirkung. Unter akutem

Stress helfen Affirmationen außerdem dabei, schwierige Aufgaben effizienter zu bewältigen – die kleine Stimme im Kopf, die sagt „ich schaffe das", macht also wirklich einen Unterschied.

Übrigens kann es helfen, die eigenen Affirmationen in einer anderen Zeitform auszusprechen bzw. zu denken. Anstatt „Ich werde diese Aufgabe schaffen" zu wiederholen, wiederholen Sie „Ich werde diese Aufgabe geschafft haben" und tricksen sich so selbst aus, indem sich Ihr Gehirn automatisch auf den Zustand des bereits Geschafften einstellt. Bevor Sie die Aufgaben überhaupt angehen, suggerieren Sie sich selbst unterbewusst, dass Sie das Ganze schon erledigt haben und nehmen der Herausforderung die lähmende, angsteinflößende Komponente.

Es gibt für jede Lebenslage und jeden Wunsch die richtige individuelle Affirmation. Ob es um Finanzen geht, Beziehungen oder Selbstbewusstsein, Glaubenssätze können für alles genutzt werden. Zu beachten gilt es, dass die Affirmation zentrale Werte behandelt und Sie in harten Zeiten an diese erinnert. Sie müssen sich mit dem Glaubenssatz also gut identifizieren und in sich selbst spüren, wie wichtig er für Sie ist. Zentral ist außerdem die Formulierung, damit Ihr Unterbewusstsein wirklich umprogrammiert werden kann. Es bringt nicht viel, sich einfach irgendeinen positiven Satz vorzuhalten und ihn ewig zu wiederholen, Sie sollten der Affirmation wirklich Glauben schenken. Wenn Sie finanzielle Probleme haben, erscheint Ihnen die Affirmation „Ich bin reich" wie eine Lüge. Besser ist da „Ich werde wohlhabend".

Affirmationen helfen uns besonders dann, wenn sich negative Gedanken einschleichen und sich in uns der Kritiker regt. Durch unsere negativen Überzeugungen und Sorgen stehen wir uns selbst im Weg, da unsere Gedanken unsere Realität bestimmen. Alles ist eine Sache der Perspektive und der Überzeugung. Die richtigen Glaubenssätze erinnern uns immer wieder daran, dass es an uns selbst liegt, unsere Gedanken richtig auszurichten und das Leben zu kreieren, das wir uns wünschen. Damit sich positive Gedankenmuster festigen und Sie langfristig mehr Vertrauen zu sich fassen, müssen Sie die Affirmationen immer wieder wiederholen. Nur so können diese ihr volles Potenzial entfalten und das Unterbewusstsein nachhaltig beeinflussen. Sprechen Sie die Glaubenssätze laut aus und sehen Sie sich dabei im Spiegel an, z. B. als festen Teil Ihrer Morgenroutine. Alternativ können Sie die Affirmation mehrmals aufschreiben, in einen Kalender oder ein Tagebuch, vor allem, weil niedergeschriebene Worte vom Unterbewusstsein noch besser aufgenommen werden. Sie könnten einen besonders wichtigen Glaubenssatz auch auf ein Post-it schreiben und ihn an eine Stelle kleben, an der Sie ihn sehen müssen und sich stets an ihn erinnern, etwa auf einen Spiegel oder im Büro.

In sehr stressigen Situationen, in denen Sie sich überfordert fühlen, atmen Sie tief durch und sprechen die Affirmation, entweder laut oder nur in Gedanken. Wiederholen Sie den Spruch und atmen Sie weiter tief ein und aus, bis Sie sich etwas beruhigter fühlen – auch so erfüllen Affirmationen ihren Zweck. Weil das menschliche Unterbewusstsein viel mit Bildern arbeitet, können Sie sich zusätzlich von Ihrer positiven Affirmation überzeugen, indem Sie sie visualisieren und an ein bestimmtes Bild binden. Während Sie den Glaubenssatz aussprechen, stellen Sie sich Ihren Erfolg intensiv vor und fokussieren sich auf Ihr Ziel. Affirmationen können Sie auch ganz einfach mit anderen Entspannungstechniken wie Yoga oder der progressiven Muskelentspannung verbinden.

Es muss jedoch betont werden, dass (ausschließlich) positive Affirmationen nicht jeder Person beim Entspannen und Stressabbauen helfen. Vor allem Menschen, die an sehr starken Selbstzweifeln leiden oder die extreme Angststörungen haben, können sich durch die Glaubenssätze schnell überfordert und unter Druck gesetzt fühlen, weil sie zu hohe Erwartungen an sich selbst stellen. Negative Emotionen und Gedanken sind menschlich und wichtig. Oft fühlen wir uns noch schlimmer, wenn wir versuchen, negative Gedanken mit positiven zu verdrängen – das nennt sich toxic positivity. Manche quälenden Gefühle müssen erst anerkannt, akzeptiert, analysiert und dann losgelassen werden, bevor positive Gedanken wieder angenommen werden können. Versuchen Sie, eine neutrale Haltung zu kultivieren; schlechte Tage sind da, damit wir schöne Tage mehr wertschätzen. Negative Gedanken sind normal, sie sollten aber nicht zur Norm werden. Durch positive Affirmationen können Sie sich immer wieder selbst motivieren und sich daran erinnern, dass nach stressigen und schlechten Zeiten auch wieder schöne Dinge kommen. Eine grundsätzlich optimistische Haltung macht Sie resilienter und überlässt dem Parasympathikus die Führung.

Hier ein paar Beispiele für positive Affirmationen, wenn Sie für eigene Glaubenssätze noch Inspiration suchen:

- Ich vertraue auf mich selbst.
- Ich bin verantwortungsvoll.
- Ich verdiene Liebe und Glück.
- Ich bin mutig und stark.
- Ich kann alles schaffen.
- Nur ich entscheide über meine Gefühle.
- Ich mache die bewusste Entscheidung, glücklich zu sein.
- Es ist machbar.
- Ich entscheide mich für Zufriedenheit und Gelassenheit.
- Ich bin dankbar für alles in meinem Leben.
- Ich bin erfüllt von Liebe.
- Ich kümmere mich gut um meinen Körper.
- Ich wachse ständig weiter.
- Ich habe Respekt vor mir selbst.
- Ich freue mich auf neue Herausforderungen.
- Ich komme meinen Zielen jeden Tag näher.

Hier haben Sie Platz, um Ihre Gedanken zu notieren:

___

___

___

Zungenstretching

Mit dem Zungenstretching können Sie den Zungen-Rachen-Nerv, den 9. Hirnnerv im parasympathischen Nervensystem, stimulieren. Nehmen Sie dazu einfach Ihre Zunge nach vorn, rollen Sie sie ein und drücken Sie sie dann gegen den oberen Gaumen mit leichtem Druck. Diese einfache Übung können Sie während anderer Entspannungsübungen machen, um noch mehr zur inneren Ruhe beizutragen.

Hier haben Sie Platz, um Ihre Gedanken zu notieren:

___

___

___

Augenübungen

Augenübungen stimulieren den Vagusnerv, weil einer seiner Äste direkt mit der Augenringmuskulatur verbunden ist. Diese Übungen sind sehr leicht und können quasi immer und überall durchgeführt werden, um einen sofortigen Entspannungseffekt hervorzurufen. Für eine simple, aber effektive Augenübung begeben Sie sich am besten in eine angenehme Position: Legen Sie sich hin, verschränken Sie Ihre Finger hinter dem Kopf und legen Sie diesen locker auf die Hände. Am Anfang schauen Sie geradeaus an die Decke. Dann bewegen Sie Ihre Augen so weit wie möglich nach rechts. Sie schauen so lange nach rechts, bis Sie deutliche Entspannung spüren – das können nur ein paar Sekunden sein, vielleicht auch eine ganze Minute. Ein Entspannungssignal Ihres Körpers ist dann ein Gähnen oder ein Seufzen. Danach bewegen Sie die Augen so weit nach links wie möglich und warten erneut auf die körperliche Ruhe. Wenn Sie zusätzlich eine konzentrationsfördernde Wirkung erreichen wollen, versuchen Sie, mit den Augen vor sich eine imaginäre liegende Acht nachzufahren. Dadurch werden beide Hirnhälften angeregt und arbeiten besser zusammen.

Auch eine Augenpressur hilft bei der Aktivierung des Parasympathikus und Vagus. Dafür drücken Sie einfach sanft beide Handflächen gegen die geschlossenen Augen und stützen die Ellbogen dabei auf einem Tisch ab. In dieser Pose verharren Sie mindestens eine Minute. Vor allem bei müden Augen wirkt diese Übung Wunder, denn sie beruhigt Herz, Lunge und Bauchraum. Achten Sie jedoch darauf, nicht zu viel Druck auszuüben, damit es nicht schmerzhaft wird. Atmen Sie dabei ruhig und gleichmäßig.

Eine Tiefenentspannung können Sie durch das Augenkino erreichen, bei dem Sie Ihre Augen in die Naheinstellung bringen, Nahakkommodation genannt. Sie stellen sich vor ein helles Fenster oder eine andere Lichtquelle und schließen die Augen, dann nehmen Sie Ihre Augenlider von hinten ins Visier und konzentrieren sich auf die Farben und schwarzen Punkte, die Sie dann wahrnehmen. Für mindestens 20 Sekunden fixieren Sie sich nur auf die „fliegenden Mücken“, die Sie hinter dem Lid sehen, um innerste Ruhe zu erlangen.

Zu den Augenübungen für den Vagusnerv gehören auch Doppelbilder. Dabei bleiben beide Augen geöffnet, während Sie mit dem Zeigefinger Ihre Nasenspitze berühren und auf diese blicken. Sehr langsam entfernen Sie nun den Zeigefinger von der Nase, etwa armweit, und schon sehen Sie plötzlich zwei Fingerspitzen, wenn Sie Nasenspitze und Zeigefinger betrachten. Mit etwas Übung können Sie sogar ein Bild oder einen Gegenstand an einer Wand fixieren und verdoppeln.

Hier haben Sie Platz, um Ihre Gedanken zu notieren:

Gesunder Schlaf

Das parasympathische System und der Vagusnerv sind hauptsächlich dazu da, dem Körper zur Ruhe und Regeneration zu verhelfen. Die beste und wichtigste Zeit dafür ist der Schlaf, die Zeit, in der unser Körper idealerweise alle Reserven wieder auffüllt und komplett runterfährt. Für die Stressbewältigung ist guter Schlaf entscheidend, leider leidet im Durchschnitt jeder 10. Deutsche an Schlafstörungen. Sie wälzen sich lange im Bett herum, können nicht gut durchschlafen, blicken ständig auf den Wecker und sind von chronischer Müdigkeit geplagt. Den Tag über können sie sich kaum konzentrieren und sind sehr reizbar.

Ungesunde Schlafgewohnheiten festigen sich schnell und können sich leicht zu einem dauerhaften Problem entwickeln, was es noch schwerer macht, wieder gesund zu schlafen. Der Parasympathikus und Vagus senden an unser Gehirn die Signale für Schlaf, sind sie dauerhaft unterdrückt, wird sanftes Einschlummern immer schwieriger. Eine volle Regeneration ist nicht mehr möglich.

Für eine gesunde Schlafhygiene ist Ihr Lebensstil entscheidend. Wie viel Schlaf ein Mensch braucht und wann er am besten schläft, hängt zu großen Teilen mit den Genen zusammen, aber auch mit den jeweiligen Lebensumständen. Generell gilt, dass koffeinhaltige Getränke oder Alkohol vor dem Schlafengehen nicht konsumiert werden sollten, denn obwohl ein Glas Wein müde machen und uns für einen Moment beruhigen kann, führt Alkohol zu einem unruhigen Schlaf.

Das liegt daran, dass die Organe ihn im Schlaf abbauen müssen und sich nicht auf das Aufbauen von Energie konzentrieren können. Ähnliches gilt für Essen, denn wer zu spät am Abend noch viel isst, muss im Schlaf auch viel verdauen und schläft unruhiger. Die Zeit direkt vor dem Schlafen ist generell entscheidend für die Qualität des Schlafes; durch Überstunden, sehr spannende Fernsehunterhaltung oder negative Gedanken und Streitereien werden vermehrt Stresshormone ausgeschüttet, wodurch unser Gehirn noch länger braucht, um wieder in einen Ruhezustand zu kommen. Besser ist es, sich mit einem Buch zu entspannen, angenehme Gespräche zu führen oder Musik zu hören. Meditation und Dehnungsübungen helfen dem Körper dabei, ruhiger zu atmen und Verspannungen zu lösen.

Achten Sie in Ihrem Schlafzimmer außerdem auf die richtige Zimmertemperatur. Ist diese zu warm, werden unruhiger Schlaf und Alpträume begünstigt. Besser ist eine niedrigere Zimmertemperatur und vor allem gute Belüftung. Ihr Schlafort sollte von Ihrem Körper unterbewusst sofort als Ort der Ruhe wahrgenommen werden, weswegen zusätzliche Dinge wie Wäscheständer oder Sportgeräte nicht im gleichen Raum wie Ihr Bett stehen sollten.

Hier haben Sie Platz, um Ihre Gedanken zu notieren:

___

___

___

Morgenroutine

Die ersten Stunden des Tages bestimmen oft, wie der Rest verlaufen wird. Wer mit dem falschen Fuß aufsteht, verschläft oder sich abhetzen muss, findet manchmal bis zum nächsten Morgen keine innere Ruhe mehr. Deswegen sind Morgenrituale wichtig. Sie erden direkt nach dem Aufstehen,

sorgen für Stabilität und Ausgeglichenheit, damit Sie gestärkt in den Alltag starten können. Routinen sind wichtig, weil wir in Zeiten von Stress, Ungewissheit und Demotivation auf sie zurückfallen können. Nicht jeden Tag können wir top motiviert und produktiv sein, jeder hat einmal Tiefs, in denen er für nichts Elan findet. In einer solchen Phase kommt eine feste Routine gelegen. Sie können sich dann sagen: „Ich fühle mich gerade nicht motiviert, bleibe aber diszipliniert und halte mich an meine gesunden Gewohnheiten."
Schneller als gedacht helfen Ihnen Routinen dabei, wieder aus dem Tief herauszukommen und Dinge anzupacken.

Wie genau eine solche Morgenroutine aussieht, hängt von Ihren individuellen Lebensumständen und Bedürfnissen ab. Die Routine sollte auf Sie selbst abgestimmt sein und sich vor allem nach Ihrem Zeitplan richten. Wenn Sie erst spät aus dem Haus müssen, können Sie sich eine lange Morgenroutine mit ausgiebigen Ritualen zusammenstellen. Womöglich haben Sie für eine volle Stunde Yoga oder Meditation aber keine Zeit, weil Sie früher rausmüssen oder sich noch um Kinder und Haushalt kümmern müssen. Doch selbst dann ist es wichtig, eine Morgenroutine zu haben, die zur Entspannung und Ausgeglichenheit beiträgt. Sie müssen morgens keinen Smoothie trinken, eine Stunde joggen gehen oder seitenlang Tagebuch schreiben, wenn Sie einen guten Morgen haben wollen, sondern sollten auf Ihr Körpergefühl achten. Nur 15 Minuten, in denen Sie sich nur auf sich selbst konzentrieren und einen „Check-up" mit Ihrem Körper einlegen, können eine gesunde Morgenroutine ausmachen. Eine hohe Aktivität des Sympathikus, die für innere Unruhe und ständige Alarmbereitschaft verantwortlich ist, wird dadurch auf natürliche Weise heruntergeschraubt. Das parasympathische Nervensystem und der Vagusnerv übernehmen dafür und stärken die Selbstheilungskräfte.

Was genau Sie in Ihre morgendliche Routine einbringen möchten, testen Sie am besten über mehrere Wochen oder sogar Monate. Sie sollten zwar intuitiv spüren, ob Ihnen eine gewisse Praktik guttut oder nicht, aber auch bedenken, dass wir Menschen Gewohnheitstiere sind. An den ersten paar Tagen mag Ihnen eine zehnminütige Meditation oder eine kalte Dusche noch schwerfallen, doch wenn Sie nicht aufgeben und mindestens zwei Wochen versuchen, diese Dinge jeden Morgen zu tun, werden Sie sich womöglich zu echten wohltuenden Ritualen entwickeln.

Neben Meditation, Yoga oder einer kalten Dusche gibt es noch viele andere Dinge, die Sie in Ihre perfekte Morgenroutine einbauen können. Direkt nach dem Wachwerden lohnt sich beispielsweise ein kleines Mini-Stretching im Bett. So wird die Steifheit der Nacht aus den Gliedern verscheucht und das tatsächliche Aufstehen fällt gleich viel leichter. Auf sanfte Weise wird der Körper geweckt und gestreckt. Den gleichen Effekt hat das Wachatmen. Nach dem Wachwerden tiefe Atemzüge zu nehmen, hilft dabei, mehr Sauerstoff in den Organismus zu pumpen und den Brustraum zu weiten, der sich nach stundenlangem Liegen sehr eng anfühlen kann. Um Zeit zu sparen, können Sie während des Stretchings ganz tiefe, bewusste Atemzüge nehmen. Der Vagusnerv wird auf diese Weise schon in den ersten Minuten des Tages stimuliert.

Um neben dem Körper auch den Geist positiv einzustimmen, reicht schon das kurze schriftliche Festhalten von Tageszielen und Intensionen für den Tag. Mit geschlossenen Augen gehen Sie im Kopf durch, welche Stimmung Sie heute haben möchten, und sammeln Kraft für die Dinge, die erledigt werden müssen. Ist Ihre Intention heute, produktiv zu sein und auf der Arbeit viel zu schaffen? Oder möchten Sie es heute entspannt angehen und sich darauf konzentrieren, sich selbst Zeit für Schönes zu gönnen? Fokussieren Sie sich zudem auf Dinge, auf die Sie sich heute freuen und für die Sie dankbar sind. Das kann ein geplantes Treffen mit einer Freundin oder das Mittagessen sein. Machen Sie sich bewusst, welche großen und kleinen Ziele Sie heute erreichen wollen und wie Sie sich fühlen werden, wenn Sie am Ende des Tages diese Ziele erreicht haben. Ihre Gedanken werden dadurch positiv ausgerichtet und Sie neigen den Tag über weniger dazu, schlechten Gedanken nachzuhängen. Ihre Gedanken kreieren Ihre Welt und bestimmen, wie Sie diese wahrnehmen. Deswegen lohnt es sich, diesen Schritt in die allmorgendliche Routine einzubauen. Ist Ihre Morgenroutine einmal erprobt und ausgereift, werden Sie sich garantiert auf sie verlassen können und entspannter den täglichen Abläufen nachgehen.

Bedenken Sie außerdem: So wie sich Ihre Lebensumstände und Bedürfnisse ändern, sollte sich Ihre Morgenroutine ebenfalls ändern. Passen Sie einzelne Praktiken also gewissenhaft an. Wenn Ihnen morgens viel Sport guttut, stehen Sie gegebenenfalls eine halbe Stunde früher auf (und gehen auch eine halbe Stunde früher schlafen), um den restlichen Ablauf nicht zu behindern. Wenn Sie eines Tages merken, dass Sie morgendlicher Sport zu sehr auslaugt, weil Sie sich danach noch viel körperlich betätigen müssen, verschieben Sie die Bewegungseinheit oder passen Sie sie so an, dass Sie sich wohler fühlen – anstatt eines Power-Workouts können Sie einfach einen kurzen Spaziergang einlegen, um sich trotzdem noch zu bewegen. Hören Sie auf Ihre Intuition und auf Signale Ihres Körpers, die Ihnen sagen, was er braucht und was ihn belastet. Mit der richtigen Morgenroutine freuen sich selbst Morgenmuffel auf die ersten Sonnenstrahlen des Tages.

Hier haben Sie Platz, um Ihre Gedanken zu notieren:

Gutes Frühstück

Zur perfekten Morgenroutine sollte immer auch ein gutes Frühstück zählen. Der Körper braucht schließlich einiges an Energie, um gut in den Tag zu starten. Tatsächlich ist der Mensch nicht unbedingt auf Frühstück angewiesen, doch besonders, wenn schon früh am Morgen viel ansteht, sollte in den ersten zwei Stunden nach dem Aufwachen etwas gegessen und getrunken werden. Darüber hinaus neigen wir den Tag verteilt über eher dazu, ungesunde Snacks zu uns zu nehmen, wenn wir morgens nicht reichhaltig gefrühstückt haben. Diese Gewohnheit ist nicht nur schlecht fürs Gewicht, sondern auch für den Stoffwechsel und die Zahngesundheit.

Sich morgens ab und zu etwas Süßes vom Bäcker, einen zuckerhaltigen Saft oder etwas mit Schokoladenaufstrich zu gönnen, ist nicht weiter schlimm. Auf regelmäßiger Basis sollte von solchen Lebensmitteln aber Abstand gehalten werden, denn sie liefern kaum Energie und machen nicht satt, sodass Ihr Magen schon kurze Zeit nach dem Frühstück wieder knurrt. Besser sind da Leckerhappen mit viel Proteinen, gesunden Fetten und Kohlenhydraten. Ungesättigte Fettsäuren sind besonders in Nüssen, Kernen und Avocados enthalten, auch Joghurt, Quark und zuckerfreies Müsli eignen sich. Eine gute Grundlage bilden Vollkornbrot, Haferflocken, Sojaprodukte sowie Obst und Gemüse. Das ist nicht nur nahrhaft, sondern auch lecker!

Wer morgens nicht wirklich Zeit für ausgiebige Frühstücksvorbereitungen hat oder wem der zusätzliche Schlaf einfach wichtiger ist, kann sein Frühstück auch schon am Abend zuvor vorbereiten. Gesunde Snacks wie Obstsalat oder Gemüse mit leckerem Dip können abends zurechtgeschnitten und die Nacht über im Kühlschrank gelagert werden, so wie belegte Brote oder Wraps. Eine weitere Alternative ist Overnight-Porridge. Hierfür müssen Sie lediglich Haferflocken mit Milch oder Joghurt anmischen und dem Brei Früchte, Zimt, Nüsse und Samen oder andere beliebige Zusätze hinzufügen. Das Ganze kommt in ein Glas oder eine Dose und dann in den Kühlschrank. Am Morgen erwartet Sie ein erfrischendes und gesundes Frühstück, das lange satt hält und überaus gesund ist.

Um wirklich jeden Tag Lust aufs Frühstück zu haben und nicht nach kurzer Zeit wieder in den Ich-trinke-nur-einen-Kaffee-am-Morgen-Rhythmus zu verfallen, lohnt es sich, mehrere Frühstücksalternativen zur Auswahl zu haben und Abwechslung zu garantieren.

Hier ein paar leckere Frühstücksideen für eine Woche voller Energie:

- <u>Montagmorgen:</u> Naturjoghurt mit Waldbeeren
- <u>Dienstagmorgen:</u> Amarant-Müsli mit Früchten
- <u>Mittwochmorgen:</u> Haferflocken mit Apfel und Zimt
- <u>Donnerstagmorgen:</u> Vollkornbrot mit Frischkäseaufstrich und Schnittlauch
- <u>Freitagmorgen:</u> Overnight-Porridge mit Früchten, Nüssen und Agavendicksaft
- <u>Samstagmorgen:</u> Vollkornbrötchen mit Fruchtmarmelade
- <u>Sonntagmorgen:</u> Rührei mit Champignons, Spinat und Cherrytomaten

Da wir in der Nacht einiges an Flüssigkeit aus dem Körper schwitzen, ist ausreichendes Trinken am Morgen ebenso wichtig. Am besten trinken Sie etwas Warmes, denn bei einem kalten Getränk erhitzt sich der Körper automatisch, was Energie kostet, die Sie am Morgen ja erst einmal wieder tanken müssen. Ob Kaffee, Tee oder ein lauwarmes Zitronen-Wasser, die Flüssigkeitszufuhr hat am Morgen höchste Priorität.

Hier haben Sie Platz, um Ihre Gedanken zu notieren:

____

____

____

Kältebad

Zu den effektivsten Methoden, den Vagusnerv auf natürliche Weise anzuregen, gehört ein Kältebad. Denn als Reaktion auf die Kälteexpedition versucht der Körper automatisch, sich hauptsächlich über die Atmung zu beruhigen. Der Organismus passt sich der extremen Temperatur an, indem der Sympathikus unterdrückt wird und die Aktivität des Parasympathikus und des Vagus zunimmt. Tatsächlich funktioniert hierfür jede Art von Kälteeinwirkung – ein echtes Kältebad in kaltem Wasser oder gar Schnee, eine kalte Dusche, Eiswürfel im Gesicht oder ein kalter Schluck Wasser.

So unangenehm es scheint, Kälte hat zahlreiche gesundheitsfördernde Eigenschaften. Zum einen wird der Kreislauf angeregt, denn durch den Kältereiz verengen sich die Blutgefäße und das Blut läuft langsamer. Das Herz pumpt stärker. Wenn sich die Blutgefäße danach wieder weiten, wird durch das starke Pumpen die Durchblutung verbessert. Zum anderen kann Kälte sogar Schmerzen lindern. Eissprays oder Kältepacks kommen zum Einsatz, wenn Schmerzen an einer bestimmten Stelle gelindert werden sollen, doch auch der Körper als Gesamtes profitiert von Kälte in Sachen Schmerzen. Der Organismus schüttet den Stoff Norepinephrin aus, wenn er Kälte ausgesetzt ist, was schmerzlindernd wirkt. Dazu wird ein Hormon namens Thyreotropin-Releasing-Hormon ausgeschüttet, welches die Schilddrüsenaktivität anregt. Damit wird die Funktion der Schilddrüse verbessert. Last but not least kann Kälte als Energiekick fungieren, wie weitläufig bekannt ist. Durch einen Kälteschock werden Endorphine und Dopamin freigesetzt, wodurch sich die Konzentrationsfähigkeit steigert und wir wacher werden.

Scheint Ihnen eine kalte Dusche am Morgen trotzdem noch nicht verlockend? Das ist nur verständlich, die Vorstellung einer kalten Dusche scheint erst einmal einschüchternd. Am besten tasten Sie sich an diese Gewohnheit langsam heran, indem Sie zu Anfang das Duschwasser für 20 Sekunden kalt stellen, beim nächsten Mal dann für 30 Sekunden, dann eine ganze Minute. Während das kalte Wasser über Ihren Körper rieselt, achten Sie bewusst auf eine ruhige Atmung und geben nicht dem ersten Reflex nach, die Luft anzuhalten. Die Kälte ist dadurch leichter zu ertragen. Nach der ersten Überwindung werden Sie merken, dass Sie sich nach der kalten Dusche wacher und frischer fühlen.

Hier haben Sie Platz, um Ihre Gedanken zu notieren:

Aromatherapie

Seit Jahrtausenden wird die wohltuende Wirkung von Kräutern und anderen Pflanzen auf den menschlichen Körper untersucht und genutzt. Bei einer Aromatherapie werden duftende Pflanzenessenzen und ätherische Öle eingesetzt, um verschiedene Körperfunktionen zu unterstützen. In den Heilmitteln der Natur verbergen sich nämlich wertvolle Inhaltsstoffe wie organische Säuren, Ketone, Estern oder Aldehyde. Zentral ist für die Aromatherapie der Geruchssinn. Über die empfindlichen Nerven und über die Schleimhäute in der Nase gelangen Düfte gezielt ins limbische System im Gehirn, durch diese Sinnesreizung werden weitere Impulse angeregt. Sogar innere Organe werden über die Aromatherapie erreicht, indem die Inhaltsstoffe in die Blutbahn und damit in den ganzen Körper gelangen.

Manche extrem konzentrierten Gerüche führen zu Reflexen, die den Vagus anregen und ihn dazu bringen, die Verdauung und die Magensaftsekretion anzukurbeln. Dadurch verspüren wir mehr Appetit und können besser verdauen. Aromatherapien regen außerdem die Durchblutung an und haben eine antibakterielle und entzündungshemmende Wirkung, was dem Vagus und dem Immunsystem hilft. Auf einer sehr tiefen Bewusstseinsebene führen die starken Sinneswahrnehmungen darüber hinaus zu Entspannung und Entkrampfung, der Parasympathikus wird stimuliert.

Die ätherischen Öle der Aromatherapie werden unterschiedlich eingesetzt. Sie können zur Raumbeduftung und Dampfinhalation eingesetzt werden, beliebt sind aber vor allem aromatische Bäder und Massagen. Je nach Beschwerde sollten unterschiedliche Essenzen gewählt werden. Bei

Blähungen, Verstopfungen und anderen Verdauungsproblemen helfen ätherisches Pfefferminz, Ingwer- und Fenchelöl – diese können stark verdünnt mit einer Bodylotion auf den Bauch massiert werden, als Kompresse auf einem heißen Lappen sind sie ebenfalls wirksam. Um gegen Panikattacken, innere Unruhe oder depressive Phasen zu wirken, die direkt den Vagusnerv betreffen, bieten sich die Öle von Rosen, Lavendel, Geranien, Jasmin, Salbei und Bergamotte an, weil sie stimmungsaufhellend wirken. Besonders antibakteriell sind die Inhaltsstoffe von Kamille, Eukalyptus, Kiefer, Wacholder, Zitronengras, Sandelholz und Teebaum. Eine Aromatherapie mit Extrakten dieser Pflanzen kommt dem Vagusnerv beim Kampf gegen Entzündungen und Infektionen zugute.

Die wohl einfachste Form der Aromatherapie ist das Dampfbad. Hierfür benötigen Sie lediglich eine Schüssel mit sehr heißem Wasser, dem Sie ein paar Tropfen ätherisches Öl hinzufügen. Sie neigen dann den Kopf über die Schüssel und legen ein Handtuch über sich, sodass Sie die Dämpfe direkt inhalieren. Beachten Sie unbedingt, dass Sie ein „richtiges" ätherisches Öl nehmen und kein künstliches Duftöl, Letzteres kann gesundheitsschädlich sein. Schließen Sie außerdem während des Dampfbads fest die Augen, da die Schleimhäute an dieser Stelle äußerst empfindlich sind.

Hier haben Sie Platz, um Ihre Gedanken zu notieren:

____

____

____

Sauna

Nicht nur extreme Kälte, auch extreme Wärme aktiviert den Selbstheilungsnerv. In einer Sauna arbeitet der Kreislauf auf Hochtouren, Blutgefäße weiten sich, das Herz schlägt schneller und der Blutdruck sinkt. Sie sollten nie zu lange in der Sauna bleiben, um das Herz nicht zu überfordern, doch ein paar Minuten tun dem Körper gut. Bei den hohen Temperaturen können sich die Muskeln tief entspannen und die Durchblutung der Schleimhäute in Mund, Nase und Rachen verbessern sich. Bedenken Sie immer, dass die Sauna nur wirklich gesund ist, wenn nach dem Schwitzen eine kalte Abkühlung folgt.

Durch den Wechsel von Heiß zu Kalt wird die körpereigene Abwehr des Immunsystems gefördert und das vegetative Nervensystem stimuliert. Infektionen, Erkältungen und anderen entzündlichen Prozessen wird entgegengewirkt. Der Temperaturwechsel hat darüber hinaus zur Folge, dass die Atmungsorgane angeregt werden. Auf Dauer können Sie dann mehr Luft fassen, was besonders für Asthma-Patienten hilfreich ist und für jene, die an chronischer Bronchitis leiden. Denn die Bronchialmuskulatur entspannt sich automatisch.

Ein Gang in die Sauna verbessert das psychische Wohlbefinden ebenfalls, weil beim Schwitzen Glückshormone ausgeschüttet werden und wir ein Gefühl der Euphorie verspüren. Durch den gesteigerten Serotoninspiegel im Gehirn werden Schlafprobleme gelindert und die innere Ausgeglichenheit verbessert sich. Ziehen Sie es also in Erwägung, ab und zu in der Sauna einmal richtig ins Schwitzen zu kommen, um den Vagus zu stimulieren und die körperinnere Selbstheilung zu aktivieren.

Hier haben Sie Platz, um Ihre Gedanken zu notieren:

____

____

____

Soziale Interaktion

Menschen sind soziale Wesen, die aufeinander angewiesen sind. Tatsächlich tut Geselligkeit auch unserem Vagusnerv gut, denn die positiven

Emotionen, die wir verspüren, wenn wir mit geliebten und interessanten Menschen zusammen sind, erhöhen den vagalen Tonus.

Zeit für sich allein und ein wenig Rückzug braucht jeder einmal, doch anhaltende soziale Isolation und Einsamkeit drücken aufs Gemüt und sind wissenschaftlich nachgewiesen zudem schlecht für die physische Gesundheit. Wer sich einsam fühlt, lebt oft auch ungesünder, ernährt sich z. B. schlechter und fühlt sich durch die Isolation gestresst, was einen guten Schlaf verhindert. Dieser Stress geht wahrscheinlich auf unsere Evolution zurück: In prähistorischer Zeit waren wir auf die Gemeinschaft angewiesen, denn ohne sie hätten wir nicht überleben können. Daraus bildete sich der Mechanismus heraus, dass unser Körper in Alarmbereitschaft gerät, wenn wir keinen Gruppenschutz haben und mit niemandem interagieren. Das Stresshormon Cortisol wird vermehrt ausgeschüttet, auch das Risiko von psychischen Erkrankungen sowie Herz-Kreislauf-Erkrankungen steigt. Untersuchungen zeigen, dass bei einsamen Menschen zudem Blutdruck und Blutzuckerspiegel erhöht sind und dass ihr Immunsystem schwächer ist. Während sozialer Interaktion steigt nämlich die Anzahl der Killer-Zellen des Immunsystems, die neben anderen Krankheiten sogar Krebs verhindern können. Cortisol verhindert die Bildung der Killer-Zellen, einsame und gestresste Menschen haben daher eine höhere Sterblichkeit. Selbst das Risiko eines Herzinfarkts, eines Schlaganfalls und Demenz steigt.

Diese verheerenden körperlichen Folgen von Einsamkeit fanden lange Zeit keine Beachtung, dabei sind sie Experten zufolge ähnlich schlimm wie die von Alkoholsucht oder Fettleibigkeit. Zwar empfindet jeder Einsamkeit anders – manche fühlen sich sogar besonders einsam, selbst wenn sie unter anderen Menschen sind –, gemeinsam ist uns aber, dass wir auf soziale Gesundheit angewiesen sind, wenn wir körperlich gesund sein und ein einwandfrei funktionierendes vegetatives Nervensystem haben wollen. Zur sozialen Gesundheit gehören neben regelmäßigem Kontakt mit anderen Menschen gesunde Arbeitsbedingungen, Möglichkeit guter Bildung, ein gesunder Lebensstil und ein sicheres soziales Netz.

Soziale Kontakte sollten daher ein Leben lang gepflegt werden. Gibt es einen Verwandten, von dem Sie lange nichts mehr gehört haben? Oder eine alte Freundin, bei der Sie sich schon seit einer Weile mal wieder melden wollten? Nehmen Sie das Telefon in die Hand und erkundigen Sie sich nach Personen, verabreden Sie sich, interessieren Sie sich aufrecht für Ihr soziales Umfeld. Das hilft zusätzlich dabei, sich in Dankbarkeit zu üben und achtsamer mit anderen umzugehen. Gerade in stressigen Zeiten wird Zeit mit Familie und Freunden gerne mal nach hinten gestellt, weil zu viel auf der To-do-Liste steht, dabei brauchen Körper und Geist gerade in solchen Perioden soziale Interaktion mehr denn je. Der Vagusnerv und das gesamte parasympathische System werden durch gemeinsames Reden und Lachen stimuliert. Dabei müssen die Gespräche nicht tiefgründig und emotional sein, schon ein kurzer Austausch zwischendurch trägt zur mentalen und physischen Gesundheit bei. Zudem hilft soziale Interaktion dabei, eigene Probleme sachlicher anzugehen und Lösungen zu finden. Es ist leicht, sich in Gedanken und Sorgen zu verlieren, weil persönliche Herausforderungen automatisch als dramatischer wahrgenommen werden und wir direkt betroffen sind. Ein guter Freund oder ein verständnisvolles Familienmitglied kann dann helfen, die Situation in die richtige Perspektive zu rücken und einen selbst erkennen zu lassen, dass viele negativen Gedanken gar nicht nötig sind.

Aber wie genau ist der Vagus an unserem Sozialleben beteiligt? Der evolutionsbiologisch jüngste Teil des Selbstheilungsnervs ist am Emotionsausdruck und Sozialverhalten beteiligt. Wenn er die Stresssymptome des Sympathikus unterdrückt, ist es uns möglich, für soziale Interaktion offen zu sein, die Emotionen von anderen Leuten zu erkennen und zu deuten und entsprechend die eigenen Gefühle zu regulieren. Wir sind so in der Lage, angemessenen Augenkontakt zu halten und unseren Gesichtsausdruck sowie unsere Stimmlage anzupassen Diese Komponenten sind entscheidend für ein gesundes Sozialverhalten und verlässliche Beziehungen.

Hier haben Sie Platz, um Ihre Gedanken zu notieren:

Intervallfasten

Intermittierendes Fasten bzw. Intervallfasten wird immer beliebter, da es zahlreiche gesundheitsfördernde Eigenschaften hat. Die Kalorienreduktion erhöht die Herzfrequenzvariabilität, wodurch gleichzeitig der Vagus aktiviert wird. Während der Zeit, in der der Körper nicht mit der Verdauung beschäftigt ist, kann die eingesparte Energie zusätzlich für Denkprozesse und Rehabilitation von Nerven genutzt werden.

Wenn Sie noch nie gefastet haben, sollten Sie sich währenddessen genau beobachten und sichergehen, dass Sie noch genügend Energiereserven für die täglichen Aufgaben haben.

Die beliebteste Art des Intervallfastens ist die 16-8-Methode, bei der 8 Stunden am Tag gegessen werden darf und die restlichen 16 Stunden gefastet wird. Der Körper greift während dieser Hungerperiode auf gespeicherte Reserven zurück. Giftstoffe aus der Leber werden während der Fastenperiode ausgeschieden und der Stoffwechsel reguliert sich. Gleichzeitig findet auch in Ihrem Kopf ein Prozess statt: Das Gefühl von Hunger wird Ihnen viel bewusster und Sie entscheiden besser zwischen echtem Hunger und Appetit. Nahrung schätzen Sie mehr und Sie nehmen sie bewusster auf, wenn Sie über längere Zeit nichts essen. Besonders in stressigen Lebensphasen neigen wir gelegentlich dazu, viel ungesundes Essen in uns zu stopfen, nur aus Langeweile oder wegen übermäßigem Appetit zu essen. Dem Vagusnerv wird seine Arbeit im Verdauungstrakt dann schwerer gemacht, durch zu viel ungesunden Zucker und Kohlenhydrate. Sich ab und zu mal etwas zu gönnen, ist keinesfalls schlimm, im Gegenteil, genussvolles Essen kann zur Entspannung beitragen und Glücksgefühle hervorrufen. Die nachstehende Verdauung funktioniert jedoch besser, wenn die Verdauungsorgane durch das Fasten regeneriert sind.

Um sich das Fasten zu erleichtern, essen Sie zum Einstieg am besten abends gegen 18:00 Uhr Ihre letzte Mahlzeit und warten dann bis zum späten Frühstück des nächsten Tages, bis Sie wieder etwas zu sich nehmen. Denken Sie während der Essens- als auch der Fastenzeiten an ausreichende Flüssigzunahme und richten Sie Ihr Intervallfasten nach Ihrem Alltag aus, um zu verhindern, dass Sie sich tagsüber schlapp fühlen. Sollten Sie Probleme mit dem 16-8-Rhythmus haben, können Sie anfangs auch kürzere Fastenperioden einlegen, um Ihren Körper langsam an die Intervalle zu gewöhnen.

Hier haben Sie Platz, um Ihre Gedanken zu notieren:

____

____

____

Omega-3-Fettsäuren

Omega-3-Fettsäuren unterstützen den Vagus, da durch die Supplementierung mit diesen Säuren die Herzratenvariabilität steigt, anhand derer die Aktivität des Vagusnervs gemessen wird.

Da der Körper Omega-3-Fettsäuren nicht selbst produzieren kann, müssen sie ihm regelmäßig zugeführt werden.
Einige Funktionsgebiete und Abläufe, an denen der Selbstheilungsnerv beteiligt ist, werden durch die Fettsäuren besser reguliert, darunter Herzschlag, Blutdruck und Verdauung. Darüber hinaus stärken die Säuren die Nervenverbindungen im Gehirn, wovon der Vagus als Brücke zwischen den vielen wichtigen Körperbereichen profitiert.

Omega-3 ist in vielen Fischen wie Makrele, Lachs, Thunfisch, Sardinen oder Hering enthalten, es gibt aber auch pflanzliche Quellen wie Walnüsse, Spinat, Avocado, Soja, Speiseöle oder Leinsamen. Alternativ können Omega-3-Fettsäuren auch über Krillölkapseln, Fischöl oder Algen aufgenommen werden, über diese Wege werden die Säuren noch besser vom Körper angenommen und der Gehirnstoffwechsel und das Herz-Kreislauf-System aktiviert.

Hier haben Sie Platz, um Ihre Gedanken zu notieren:

____

____

____

Probiotika

Die Darmflora ist für das körperliche und psychische Wohlbefinden verantwortlich, viele Stimmungen und Empfindungen haben ihren Ursprung im Darm. Probiotika können dabei helfen, die Verdauung und damit den Selbstheilungsnerv zu unterstützen. In ihnen befinden sich Mikroorganismen wie Hefe oder Milchsäurebakterien, welche die schützende Darmbarriere verstärken und sogar imstande sind, Krankheitserreger abzuwehren. Die Nervenzellen im Darm und somit auch die Verbindungen zum Vagus können durch manche Probiotika unterstützt werden, die gesunde Fettsäuren absondern. Ebenso gesundheitsfördernd sind Präbiotika, dabei handelt es sich um Ballaststoffe, die vom Körper nicht verdaut werden und die von den Dickdarmbakterien verwertet werden. Solche Bakterien heißen Bifidobakterien, sie vertreiben andere nutzlose Bakterien. Durch Präbiotika regt der Vagus zudem die Darmbewegung an.

Probiotika können in Form von Kapseln oder Tropfen eingenommen werden, sie sind aber auch natürlich in Joghurt, Butter und Sauerkraut enthalten. Präbiotika finden sich in Zwiebeln, Bananen, Artischocken und

Knoblauch, ebenso in Vollkorngetreide, Roter Bete und Buttermilch. Vielen Verdauungsbeschwerden wie Durchfall, Trägheit oder Blähungen kann durch die erhöhte Einnahme dieser Lebensmittel oder Probiotika-Präparaten entgegengewirkt werden.

Hier haben Sie Platz, um Ihre Gedanken zu notieren:

Flüssigkeitszufuhr

Ein erwachsener Mensch sollte jeden Tag etwa 2 bis 3 Liter Flüssigkeit zu sich nehmen, am besten Wasser. Wir selbst bestehen aus über 60 Prozent aus Wasser und brauchen die Flüssigkeit als Kühlmittel, für den Ablauf des Stoffwechsels oder Transportvorgänge im Körper. Trinken wir nicht genug, kann das Nervensystem nicht richtig arbeiten und neben nervigen Kopfschmerzen kann es sogar zu irreparablen Schäden an inneren Organen kommen. Besonders im Sommer ist regelmäßige Flüssigkeitszufuhr daher wichtig.

Der Nervus vagus wird besonders angeregt, wenn Sie große Schlucke kaltes und kohlensäurehaltiges Wasser zu sich nehmen. Wenn es Ihnen schwerfällt, sich den Tag über ans Trinken zu erinnern, sollten Sie am besten immer eine Flasche Wasser im Blickfeld haben oder sich eine App herunterladen, die ans Trinken erinnert. Zuckerhaltige Drinks sollten Sie vermeiden, es sei denn, es handelt sich um natürlich gesüßte Getränke. Wenn Ihnen Sprudel- oder Leitungswasser zu langweilig ist, können Sie dem Getränk mit frisch geschnittenem Obst oder Gemüse wie Zitrone, Blaubeeren, Erdbeeren, Gurke, Kiwi oder Minze auf natürlichem Weg einen anderen Geschmack geben oder es mit Tee versuchen.

Hier haben Sie Platz, um Ihre Gedanken zu notieren:

Entgiftungskuren und Ernährungsumstellung

Der Trend der Entgiftungskuren hält sich stark – kein Wunder, sie versprechen schließlich, ein echter Boost für das Immunsystem und das allgemeine Wohlbefinden zu sein. Sogenannte „Entgiftungsdiäten" können tatsächlich schädlich für den Körper sein, denn oft sind sie zu strikt und werden unverantwortlich praktiziert. Richtig durchgeführt sind Entgiftungskuren und -drinks aber eine echte Wohltat für den Körper, die ihm besonders in den kalten Wintermonaten gelegen kommt, wenn das Immunsystem leichter angreifbar wird.

Den Organismus durch Kuren zu entgiften und zu entschlacken, kann auf verschiedene Weisen erreicht werden. Selbst gemachte Getränke und gewisse Restriktionen in der täglichen Ernährung führen zu einer gesünderen Lebensweise. Vor allem nach Zeiten, in denen es traditionell viel Deftiges zu essen gibt (etwa nach Weihnachten), oder wenn es auf der Arbeit mal wieder besonders stressig ist, sind Entgiftungskuren ein echter Energiebooster. Sie können beim Entgiften der Leber helfen, ein Organ, mit dem der Vagus verbunden ist und das neben der Verdauung auch an der Nährstoffaufnahme beteiligt ist. Als Entgiftungssystem des Körpers ist die Leber unglaublich wichtig und sollte von Zeit zu Zeit unterstützt werden, um auch das Nervensystem fit zu halten.

Es gibt einige natürliche Zutaten für einen Entgiftungsdrink, die eine Wohltat für Leber und Nervensystem sind. Voll von gesundem Vitamin C und Antioxidantien sind Zitronen. Ihre Stoffe helfen der Leber bei der Verdauung, der Reinigung des Blutes und beim Ausspülen von Erregern. Ein sehr simpler und doch effektiver Detox-Drink ist daher das klassische Zitronenwasser.

Eine weitere wertvolle Zutat ist Ingwer, denn die Wurzel unterstützt nicht nur die Nährstoffaufnahme und stärkt das Immunsystem, sondern wirkt auch Verdauungsproblemen und Blähungen entgegen. Ähnliches gilt für einen Verwandten des Ingwers, Kurkuma. Dieses orange-gelbe Gewürz wirkt entzündungshemmend und hilft ebenso bei Verdauungsproblemen. Besonders gesund für die Leber und deren Entgiftungsfunktion ist Knoblauch, da er viel Schwefel enthält, ein Mineralstoff, der die entgiftenden Enzyme im Organismus verstärkt.

Ein starker Detox-Drink, der all diese Wunderheiler der Natur enthält und Erkältungen vorbeugt, ist schnell hergestellt. Für diesen Entgiftungsdrink benötigen Sie den Saft von drei gepressten Orangen und den einer Zitrone, einen Esslöffel frisch geriebenen Ingwer, einen halben Esslöffel Kurkuma (auch Turmeric genannt), zwei zerdrückte Knoblauchzehen und eine Prise Cayennepfeffer, für einen Extrakick an stoffwechselantreibenden Inhaltsstoffen. Die Zutaten müssen lediglich in einem Mixer so lange vermischt werden, bis eine flüssige Konsistenz erreicht ist. Stellen Sie den Drink in den Kühlschrank und nehmen Sie ihn etwa eine halbe Stunde vor dem Essen zu sich, um Ihre Organe und Ihr Nervensystem bei der Verdauung zu unterstützen und dem Körper beim Entgiften zu helfen.

Es gibt zahlreiche weitere Rezepte für Detox-Drinks und Smoothies, aber auch leichte Gerichte, die dem Körper beim Entschlacken helfen. Für eine Ernährungsumstellung, die dem Nervensystem und dem gesamten Organismus guttut, sollten Sie Ihre derzeitige Ernährungsweise analysieren und Neues ausprobieren. Effektiv sind Rezepte mit Lebensmitteln, die wenig Säure enthalten und den Säure-Basen-Haushalt im Körper wiederherstellen. Vermieden werden sollten Genussmittel wie Kaffee, Alkohol oder Nikotin, deren Konsum Nervosität begünstigt. Auch der Verzicht auf verarbeitete Lebensmittel verbessert die Ernährung, in denen meistens sowieso übermäßig viel Zucker und Salz stecken. Unangenehme Nebeneffekte der

Verdauung wie ein Völlegefühl oder Sodbrennen verringern sich, wenn Sie zunehmend auf saisonale und regionale Lebensmittel setzen. Das ist gut für die Umwelt, den Körper und den Kopf, denn durch die bessere Verdauung bekommen Sie auch mehr Energie. Konkrete Hinweise zum Thema Ernährung und Vagusnerv erhalten Sie im nachfolgenden Exkurs.

Hier haben Sie Platz, um Ihre Gedanken zu notieren:

Exkurs: Der Vagusnerv und die Ernährung

Wie Sie bereits erfahren haben, erfüllt der Vagusnerv eine Vielzahl an verschiedenen Aufgaben innerhalb des menschlichen Funktionssystems. Da der Vagusnerv auch den Darm und das Gehirn miteinander verbindet, kann die Ernährung einen Einfluss auf Ihren Vagusnerv haben. Untersuchungen zur Folge können folgende Lebensmittel und Nahrungsbestandteile die Aktivierung Ihres Vagusnerves unterstützen:

- der Verzehr von cholinreichen Lebensmitteln wie beispielsweise Eigelb, Fisch (hier insbesondere Hering, Aal, Thunfisch, Sojabohnen, Weizen, Rindfleisch, Bohnen, Eier, Sonnenblumenkerne, Hühnerfleisch, rote Kartoffeln, Kidneybohnen, Quinoa und Erbsen),
- die Versorgung mit Omega-3-Fettsäuren (vor allem enthalten in Lachs, Hering, Makrele, Sardellen, Leinsamen, Walnüssen, Hanf und Ölen),
- eine mediterane Ernährungsweise (Ernährungsweise ist vor allem geprägt durch Gemüse, Salat, wenig Fleisch, Nüsse, einen hohen Anteil an Fisch und Meeresfrüchten sowie kaltgepresste Öle),
- der Verzehr von Lebensmitteln, die mit Joghurt angereichert sind,
- der Verzehr von Pistazien,

- eine ausreichende Zufuhr von Vitamin B12 (vor allem enthalten in Innereien wie beispielsweise Fleisch, Leber, Fisch, aber auch Eier, Milch sowie Milchprodukte),
- die Ergänzung der Ernährung durch Probiotika (natürlich vor allem enthalten in Lebensmitteln wie beispielsweise Chiccorée, Knoblauch, Zwiebeln, Topinambur, Bananen, Getreideerzeugnisse, Spargel und Schwarzwurzeln) und
- der Genuss von Rotwein mit hohem Polyphenolgehalt (in angemessenen Mengen).

Die hier angeführte Auflistung erhebt keinen Anspruch auf Vollständigkeit. Dennoch bietet sie einen ersten Einblick in allgemein unterstützende Nahrungsbestandteile, die Ihnen bei der Aktivierung Ihres Vagusnervs zusätzlich hilfreich sein können. Insgesamt sollten Sie darauf achten, dass Sie sich entzündungshemmend ernähren. Achten Sie auf eine nährstoffreiche, abwechslungsreiche und farbenfrohe Ernährung.

Neben diesen Lebensmitteln spielt auch die ausreichende Versorgung mit Salzen eine wichtige Rolle. Eine erhöhte Natriumzufuhr kann Studien zur Folge die Erhöhung des Vagotonus auslösen. Das liegt nicht zuletzt daran, dass Salze / Natrium zu den Elektrolyten zählt und damit einen maßgeblichen Einfluss auf die Nervenimpulse in unserem Körper hat.

Tipp:
Worauf Sie in jedem Fall verzichten sollten, ist der Konsum von Transfetten. Hierunter werden alle Lebensmittel gefasst, die einen hohen Fettanteil aufweisen. Beispielhaft können hier Pommes Frites, Chips, Blätterteig-Gebäcke, Fertigprodukte, Saucen und Ähnliches gefasst werden.

Hier haben Sie Platz, um Ihre Gedanken zu notieren:

Magnesium, Vitamin C und Zink

Neben Probiotika und Omega-3-Fettsäuren gibt es noch weitere Nährstoffe, die den vagalen Tonus erhöhen und die dem Körper über eine abwechslungsreiche Ernährung zugeführt werden können. Auch sie kommen vor allem dem Darm zugute, bzw. der Gehirn-Darm-Achse des Vagus.

Zu den wichtigsten dieser Nährstoffe zählen Magnesium, Vitamin C und Zink. Zinkmangel führt unter anderem zu gestörter Wundheilung, Appetitlosigkeit, Haarausfall, einer erhöhten Infektanfälligkeit und Durchfall. Ein Mangel an Magnesium resultiert in Reizbarkeit, Müdigkeit, innerer Unruhe und Kopfschmerzen, während Vitamin-C-Mangel Entzündungen im Mundraum, verzögerte Wundheilung und Gelenkschmerzen mit sich führt.

Um solche Symptome erst gar nicht entstehen zu lassen und zusätzlich den Vagus in seiner Funktion zu stärken, können Sie nahrungsergänzende Präparate einnehmen oder bewusst Lebensmittel zu sich nehmen, die solche Nährstoffe enthalten. Dazu gehören Früchte und Gemüse, Vollkornmehl, Kürbiskerne, Haferflocken oder Käse. Spinat, Pilze und Nüsse enthalten viele Mineralstoffe, die der Organismus für das gesunde Wachstum von Haut und Haaren und effektive Wundheilung braucht. Magnesium findet sich in Gemüse wie Porree, Grünkohl oder Brokkoli. Kalium, ein Nährstoff, der die Gewebespannung und die Übertragung von Muskel- und Nervenreizung verbessert, ist in Sellerie, Bananen und Birnen enthalten.

Sollten Sie den Verdacht haben, an einem mittelstarken bis akuten Nährstoffmangel zu leiden, suchen Sie Ihren Hausarzt auf und lassen Sie Ihre

Blutwerte überprüfen. Nicht immer reicht eine ausgewogene Ernährung aus und um auf Nummer sicher zu gehen, sollte ein möglicher Nährstoffmangel sofort untersucht werden.

Hier haben Sie Platz, um Ihre Gedanken zu notieren:

Akupunktur

Die gezielte Aktivierung des autonomen Nervensystems bzw. die Vagusnerv-Stimulation umfasst in ihren Behandlungsformen auch die Akupunktur. Akupunktur stammt aus der traditionellen Medizin und wird oft bei chronischen Schmerzen, innerem Ungleichgewicht oder Suchterkrankungen angewandt. Durch die Stimulation einzelner Akupunkturpunkte am Körper werden Blockaden gelöst und der gestörte Energiefluss im Körper reguliert. Dafür werden feine Nadeln benutzt, die Impulse über das Nervensystem an die Organe geben.

Für etwa 20 bis 30 Minuten bleiben die Nadeln stecken, während dieser Zeit entspannt sich der Patient. Die Effekte der Akupunktur treten in der Regel sehr schnell auf und eine Schmerzlinderung und Entspannung wird sofort erreicht.

Besonders bei Akupunktur im Bereich des Ohrs wird die Vagusaktivität erhöht, da hier eine Vielzahl an Nerven verläuft, mit denen der Vagus verbunden ist. Eine Ohrmuschelakupunktur mag sich gewagt anhören, wird sie richtig durchgeführt, wird das vegetative Nervensystem jedoch gezielt stimuliert, Serotonin ausgeschüttet und der Gehirnstoffwechsel erhöht. Führen Sie eine Akupunktur auf keinen Fall selbst aus, sondern suchen Sie einen geschulten Arzt auf, der sich auf diese Heilmethode spezialisiert hat.

Hier haben Sie Platz, um Ihre Gedanken zu notieren:

____

____

____

Trockenbürsten

Beim Trockenbürsten handelt es sich um eine wohltuende Bürstenmassage, die nicht nur erfrischt und wach macht, sondern auch das Immunsystem und den Kreislauf fördert. Dabei wird der Körper mit kreisenden Bewegungen ganzheitlich massiert, dadurch werden innere und äußerliche Verbesserungen erreicht. Die Haut ist das größte Organ des Menschen, sie schützt den Körper und hilft beim Entgiften. Viele Selbstheilungs- und Selbstregulierungsprozesse des Organismus hängen mit der Haut zusammen und durch das Trockenbürsten werden diese gezielt stimuliert.

Beim Trockenbürsten geht es nicht einfach darum, sich mit irgendeiner Bürste ein paarmal über die Beine zu streichen. Vielmehr ist es eine koordinierte und gewissenhafte Massage, durch die die Durchblutung und der Lymphfluss angeregt werden. Das Lymphsystem im Körper hat eine ähnlich wichtige Funktion wie der Vagusnerv. Die Flüssigkeit Lymphe hat ein eigenes Gefäßsystem, welches sich fast durch den ganzen Körper zieht und für den Transport von Abfallstoffen und die Entwässerung des Gewebes zuständig ist. Im Prinzip ist es also so etwas wie die Müllabfuhr und das Abwassersystem des Körpers, das entgiftet und das Immunsystem unterstützt. Wenn wir krank werden, wird der Krankheitserreger über die Lymphe in die Lymphknoten gespült, wo die Immunzellen aktiviert werden. Daraufhin wird die Produktion von Antikörpern angeregt, die in den Kampf gegen die Krankheit geschickt werden können. Ist dieser Kampf sehr schwer, schwellen die Lymphknoten am Hals oder in der Leistengegend stark an – was schmerzhaft ist, aber auch beweist, dass das Abwehrsystem funktioniert. Das Lymphsystem spielt für unsere Gesundheit also eine große Rolle. Fließt die Lymphflüssigkeit im Körper nicht so ab, wie sie es soll, kann es zu Entzündungen und zu Ödemen kommen, also zu unangenehmen Flüssigkeitsablagerungen.

Mithilfe des Trockenbürstens wird der Lymphfluss angeregt und damit auch das Immunsystem und der Vagusnerv. Giftstoffe werden besser zur Leber transportiert, der Körper wird entschlackt und die im Bindegewebe liegenden Immunabwehrzellen werden stimuliert. Darüber hinaus werden viele Vorgänge, an denen der Selbstheilungsnerv mitwirkt, durch die verbesserte Durchblutung aktiviert. Durch regelmäßiges Trockenbürsten kann der Blutdruck reguliert werden, auch Kreislaufschwankungen wird vorgebeugt. Durch die äußere Massage der Haut regt sich der Hautstoffwechsel vermehrt, wodurch ihr eigener Regenerationsprozess verbessert wird. Weil abgestorbene Hautzellen bei der Massage mitentfernt werden, wirkt das Trockenbürsten wie ein kleines Peeling, durch das außerdem tieferliegendes Bindegewebe gestrafft wird. Lästiger Cellulite an Hüfte und Oberschenkeln kann somit vorgebeugt werden.

Wie funktioniert das Trockenbürsten nun genau? Der beste Zeitpunkt für die Massage ist definitiv morgens, denn sie wirkt anregend und wachmachend. Wer sie abends durchführt, muss daher damit rechnen, Einschlafprobleme zu bekommen. Als morgendliches Ritual vor dem Duschen, vielleicht sogar noch im warmen Bett, kann die Massage hingegen beim Aufstehen helfen und dazu führen, dass Sie besser in den Tag starten. Entscheidend ist auch, dass Sie eine gute Bürste aus Naturfasern benutzen. Hochwertige Borsten reizen die Haut nämlich nicht so sehr wie Kunstborsten, die meist zu hart sind und extreme Rötungen verursachen.

Für die Haut angenehme und gleichzeitig nachhaltige Bürsten, die für das Trockenbürsten geeignet sind, gibt es schon ab etwa 10 bis 15 Euro im Handel, Sisal und Rosshaar bieten sich an.

Als Nächstes geht es um die richtige Technik. Sie beginnen die Massage an einer Stelle, die möglichst weit vom Herzen entfernt ist, etwa an Ihrem linken Fuß. Sie setzen die Bürste auf die Haut und beginnen, kleine kreisende Bewegungen zu machen und dabei leichten Druck auszuüben. Gezielt arbeiten Sie sich von dort aus immer mehr Richtung Herz, nach den empfindlichen Füßen sind also die Beine dran. Hier starten Sie mit der Vorderseite, gehen dann zur Rückseite über und massieren schließlich die Innen- und Außenseite. Danach können Sie noch einmal zehn stärkere Striche mit der Bürste von oben nach unten machen.

Von den Beinen aus widmen Sie sich nun der Hüfte und dem Po, danach sind die Arme dran. Achten Sie während des Trockenbürstens darauf, ruhig zu atmen und sich gewissenhaft am Körper weiterzuarbeiten. Nach den Armen widmen Sie sich dem Oberkörper, also Schultern, Brust und Bauch. Üben Sie hier mit der Bürste nicht zu viel Druck aus, denn besonders die Haut an Brust und Bauch ist empfindlich. Ihre kreisenden Bewegungen tasten sich immer näher ans Herz. Diese Reihenfolge von oben nach unten ist wichtig, denn nur so wird der Lymphfluss aktiv angeregt, konzentrieren Sie sich besonders auf Füße, Hände, Leiste und Achseln, wo sich viele Lymphkapillaren befinden. Sollte Sie Krampfadern, Wunden oder gereizte Hautstellen haben, lassen Sie diese beim Bürsten aus, ebenso wie Brustwarzen.

Nach der Massage ist die Haut leicht gerötet, eventuell verspüren Sie ein Kribbeln oder ein Kitzeln. Gibt es stark schmerzende Stellen an den massierten Körperteilen, Kratzer oder heftige Rötungen, zeigen diese, dass Sie zu kräftig geschrubbt haben oder die Bürste zu hart ist. Seien Sie sanft und achten Sie darauf, dass die Borsten nicht unangenehm in die Haut stechen. Nach dem Trockenbürsten ist Hautpflege angesagt, denn durch die Massage ist die Haut gut durchblutet und die Poren sind geöffnet, was bedeutet, dass sie Pflege besonders gut aufnehmen. Es bietet sich an, ein entspannendes warmes Bad zu nehmen und dem Wasser pflegende Öle hinzuzufügen, damit diese von der Haut aufgenommen werden können. Ebenso gut tut eine schnelle, am besten kalte Dusche, da die Kälte die Poren wieder schließt, das Bindegewebe zusätzlich strafft und auch noch den Vagus anregt.

Die Massagetechnik des Trockenbürstens lässt sich gut in die Morgenroutine integrieren und ist an sich für jeden geeignet. Sehen Sie jedoch von der Massage ab, sollten Sie an Hautreizungen, Hautkrankheiten oder einem überreizten Nervensystem leiden. Unter Umständen kann das Trockenbürsten zu Nervosität führen, wenn Ihr Nervensystem dann zu sehr angeregt wird. Ist Ihnen eine Bürste aus Naturfasern noch immer zu hart, können Sie die Massage auch mit einem Waschlappen durchführen – dieser aktiviert ebenfalls, ist aber sanfter zur Haut.

Hier haben Sie Platz, um Ihre Gedanken zu notieren:

____

____

____

Kaugummikauen

Sind Sie Fan von Kaugummi? Was für manche eine lästige Angewohnheit ist, ist für andere das ideale Mittel gegen unangenehme Geschmäcker im Mund oder für die Konzentration. Dabei hat Kaugummikauen noch weitere praktische Effekte. Es regt die Speicheldrüsen an, wodurch sich die gesamte Mundgesundheit verbessert, weil der pH-Wert des Mundes steigt und Speisereste und schädliche Säuren von den Zähnen weggeputzt werden. Am besten gelingt das mit zuckerfreien Kaugummis. Kaugummikauen führt auch zur Anregung bestimmter Hirnbereiche, die positiven Einfluss auf Stressbewältigung haben. Zudem wird durchs rhythmische Kauen die Blut- und Sauerstoffzufuhr zum Gehirn erhöht, durch die bessere Durchblutung im Gehirn verbessert sich die Konzentrationsfähigkeit.

Forscher fanden zudem heraus, dass durch Kaugummikauen der Darm angeregt wird. Denn durchs Kauen wird dem Körper eine Nahrungsaufnahme vorgetäuscht und die für die Darmtätigkeit essenziellen Reflexe werden ausgelöst. Vor allem nach einer Bauchoperation steht die Verdauung für längere Zeit still, das Kauen reizt die Darmaktivität wieder an und sogar Schmerzen kann entgegengewirkt werden, wenn man sich aufs Kaugummikauen konzentriert.

Schließlich stimuliert Kaugummikauen auch den wichtigen Vagusnerv. Was sich auf das Nervensystem positiv auswirkt, ist die Entspannung der Gesichtsmuskeln und die aktivierte Darmtätigkeit, da der Vagus hierbei ja eine große Rolle spielt. Ein Streifen Kaugummi für zwischendurch ist also nicht unbedingt eine schlechte Angewohnheit, wenn dieser nicht zu viele ungesunde Stoffe und Zucker enthält.

Hier haben Sie Platz, um Ihre Gedanken zu notieren:

Sport

„Sport ist Mord"? Im Gegenteil: Sport ist in der modernen Welt ein bedeutungsschwerer Teil unserer Leben, denn durch langes Sitzen im Büro oder vor dem Fernseher sind unsere Körper regelmäßige Bewegung kaum noch gewohnt. Dabei brauchen wir Sport, um fit zu bleiben und unser volles Potenzial ausschöpfen zu können. Für das Nervensystem und den Vagus hat Sport unzählige Vorteile, vor allem, weil durch sportliche Betätigung Glückshormone ausgeschüttet werden, was sich positiv auf die Psyche auswirkt. Beim Sport können wir Ängste und Sorgen vergessen und uns nur auf die Anstrengung fokussieren. Nach einer langen Sporteinheit fühlen wir uns energiegeladen, erfrischt und gestärkt, die Anzahl der Wachstumshormone im Gehirn erhöht sich und wir sind kognitiv äußerst leistungsfähig.

Für die Stimulierung des Vagusnervs empfiehlt sich vor allem Ausdauersport. Hierbei wird der Körper für einen längeren Zeitraum gleichmäßig beansprucht, sodass Sie nicht schon nach ein paar Minuten erschöpft sind. Weniger geeignet sind eher hektische Sportarten wie Handball oder Fußball, wobei ruckartige, reflexartige Bewegungen ausgeführt werden müssen. Anstatt des Parasympathikus wird dabei nämlich eher der Sympathikus aktiviert. Optimal hingegen sind neben Sportarten wie Yoga oder Pilates auch Fahrradfahren, Nordic Walking, Schwimmen, Krafttraining oder Joggen. Der Vorteil von Ausdauersport ist, dass es in der Regel relativ leicht ist, die Intensität des Trainings Stück für Stück zu erhöhen und sich erst einmal kurze Einheiten bzw. Strecken vorzunehmen. Wer als ehemaliger Sportmuffel mit dem Training beginnt und sofort stundenlang joggt und sich verausgabt, wird schnell die Motivation verlieren und frustriert sein. Consistency is key! Es geht darum, Bewegung regelmäßig in den Alltag zu integrieren und sich eine feste Routine aufzubauen, auf die sich Körper und Geist in gewisser Weise verlassen können. Zu Beginn gilt es erst einmal, die eigenen Grenzen auszutesten und zu lernen, wie Sie sich am besten aufwärmen und welche Sportart zu Ihnen und Ihrer Lebensrealität passt. Hilfreich ist es, sich in Schnupperkursen oder bei Laufgruppen anzumelden, um eine Sportart erst einmal auszuprobieren. Bei der Gelegenheit findet sich vielleicht sogar ein Sportpartner, der zusätzlich motiviert und dafür sorgt, dass Sie sich vor der nächsten Trainingseinheit nicht drücken können. Gegenseitige Kontrolle und Motivation führen zu überraschend guten Ergebnissen und der Spot wird durch einen Partner nicht mehr nur als Qual empfunden, sondern macht auch echten Spaß. Durch die soziale Komponente wird der Vagus zusätzlich unterstützt und Stress abgebaut.

Schon eine halbe Stunde Ausdauersport, etwa drei- bis sechsmal in der Woche, oder zwei- bis dreimal eine Stunde Sport in der Woche machen bereits einen riesigen Unterschied. Wenn das schon zu viel ist, kein Problem

– Hauptsache, Sie bewegen sich. Ihr Immunsystem wird gestärkt, wodurch Sie besser gegen Krankheiten gewappnet sind. Zudem bleibt das Herz-Kreislauf-System fit und die Herzmuskulatur wird gekräftigt, es kann also ökonomischer arbeiten und bei jedem Schlag mehr Blut in den Körper pumpen und weniger schlagen. Die Bewegung hält zusätzlich die Blutgefäße elastisch, was die Gefahr von Bluthochdruck senkt, und stärkt die Knochen. Denn tatsächlich werden die Knochen durch regelmäßigen Sport dazu angeregt, neue Knochensubstanz zu bilden. Da die Knochendichte ab dem 35. Lebensjahr langsam abnimmt und das Risiko von Osteoporose steigt, ist Sport zur Vorsorge besonders wichtig. Besonders Wandern, Joggen und Krafttraining stärken die Knochen nachhaltig.

Last but not least hilft Sport auch dabei, gesund abzunehmen. In dieser Hinsicht ist sportliche Betätigung gleich auf zwei Weisen vorteilhaft. Während des Sports werden viele Kalorien verbrannt, je nachdem, welche Sportart Sie ausführen und wie lange und intensiv Sie trainieren. Dazu kommt, dass sich mit der Zeit der Grundumsatz Ihres Körpers steigert. Dieser Grundumsatz gibt an, wie viel Energie Ihr Körper im Ruhezustand verbraucht. Je mehr Muskeln Sie bekommen, desto höher ist auch der Grundumsatz; sind Sie sehr sportlich, verbrennen Sie im Ruhezustand mehr Energie als eine nicht so sportliche Person. Neben Ausdauertraining lohnt sich daher auch gezieltes Krafttraining, um Muskeln aufzubauen. Außerdem wird dadurch Bauchfett reduziert. Dieses ist besonders gefährlich, weil es in der Bauchhöhle liegt und innere Organe umhüllt, an deren Funktion der Vagus beteiligt ist. Das Bauchfett kann eine echte Brutstätte für entzündungsfördernde Botenstoffe sein und das Risiko für Diabetes und Gefäßerkrankungen erhöhen. Erneut ist es Ausdauertraining, das diesem Übel entgegenwirkt.

Hier haben Sie Platz, um Ihre Gedanken zu notieren:

Tanzen

Tanzen kann ebenso ein Sport sein wie Joggen oder Radfahren. Für manche mag es sogar eine attraktive Alternative zu klassischen Sportarten sein, da man hierbei oft vor Freude gar nicht merkt, wie sehr man sich tatsächlich anstrengt. Dabei ist es eigentlich egal, ob Sie eher auf den Cha-Cha-Cha, Tango oder Walzer stehen. Tanzen gehört zu unserer Menschheitsgeschichte, denn wir tanzen, seit es uns gibt. Ob für eine religiöse oder kulturelle Zeremonie, als Ausdruck von Freude oder einfach so, das Tanzen liegt uns im Blut. Gerade weil wir heute in unserem Alltag viel sitzen und uns wenig körperlich bewegen, ist es manchmal schwer, sich zu Sport aufzuraffen. Tanzen ist da eine tolle Möglichkeit, sich mit Musik zu Bewegung zu motivieren und gleichzeitig mit anderen Menschen in Kontakt zu kommen.

Tanzen macht nicht nur viel Spaß, es ist auch gesund. Das Rhythmusgefühl und der Gleichgewichtssinn verbessern sich, simultan werden Koordination, Motorik und Konzentration gefördert. Durch regelmäßiges Tanzen kann sich sogar das Demenzrisiko um über 70 % reduzieren, auch psychische Krankheiten können in Tanztherapien bekämpft werden. Das vegetative Nervensystem und der Nervus vagus werden gefördert und das Herz-Kreislauf-System angeregt. Stress und Sorgen werden für den Moment komplett vergessen und viele Glückshormone ausgeschüttet. Beim Tanzen dehnen sich außerdem Sehnen und Bänder ausgiebig, was Rücken- und Beinmuskulatur stärkt.

Auf Konzerten, Veranstaltungen oder in Clubs zu tanzen, ist genauso gesund wie in einem extra Tanzkurs. Im Alltag lohnt sich ein kleines Tänzchen beim Kochen, Haushalt schmeißen oder in der Mittagspause, besonders dann, wenn ansonsten nur wenig Bewegung am Tag stattgefunden hat. Eine Tanzpause hilft auch bei kreativen Tiefpunkten und Durchhängern, die sich nach langer Arbeit zwangsläufig einstellen.

Hier haben Sie Platz, um Ihre Gedanken zu notieren:

____

____

____

Stretching

Ausgiebiges Dehnen macht beweglicher, fördert die sportliche Leistungsfähigkeit und erleichtert es, Achtsamkeit zu üben. Beim Stretching, wie auch beim Yoga, werden der Muskelansatz und der Muskelursprung auseinandergezogen, dadurch vergrößert sich der Bewegungsspielraum. Wenn Sie sich dehnen, kann es passieren, dass Sie deswegen einen Schmerz spüren, denn die Muskelspindeln und Sehnenorgane senden dann ein Signal ans zentrale Nervensystem im Rückenmark, um Sie vor Überdehnungen zu warnen. Solange der Schmerz aushaltbar ist (manche empfinden ihn sogar als angenehm), versuchen Sie, die dehnende Position für mindestens 40 Sekunden zu halten. Die Muskelspindel sendet mit der Zeit nämlich immer weniger Signale ans Rückenmark und der Muskel kann sich wirklich entspannen, weil das Nervensystem erkennt, dass keine Gefahr besteht. Diese Entspannung wird auch ans Nervensystem weitergeleitet. Je öfter Sie Ihre Muskeln auf diese Weise „lang ziehen", desto weniger wird die Anspannung gehemmt und die Muskelfasern werden länger. Nach regelmäßigem Dehnen verbessert sich Ihr Körpergefühl, da Sie Schritt für Schritt lernen, den Bewegungsradius Ihres Körpers auszuschöpfen. Sonstige sportliche

Betätigung wirkt damit noch effizienter und Ihre Bewegungsabläufe werden geschmeidiger.

Nicht zu unterschätzen ist auch die mentale Komponente eines ausgiebigen Stretchings. Für den Geist ist eine Dehnung am Morgen gut, um wach zu werden, zwischendurch produktiv, um kurz Energie zu tanken, und abends, um Verspannungen zu lockern. Es gibt allerdings ein paar Dinge zu beachten, wenn Sie als Anfänger mit Dehnungsübungen anfangen. Achten Sie darauf, es mit dem Dehnen nicht zu übertreiben und eine Zerrung zu riskieren. Vor allem, wenn Sie eine eher steife Muskulatur haben und sich lange nicht gedehnt haben, sollten Sie eine Bewegung nicht weiter ausführen, wenn Sie mehr als nur einen leichten Wohlfühl-Schmerz empfinden. Am Anfang ist es vielleicht frustrierend festzustellen, dass Sie nicht so gelenkig und dehnbar sind, wie Sie es angenommen haben, doch Sie dürfen Ihre Muskeln nicht mit aller Gewalt über ihren natürlichen Umfang dehnen.

Entscheidend ist auch, die richtige Variante des Dehnens durchzuführen. Dynamisches Dehnen ist dazu da, den Körper zu aktivieren und für bevorstehende Anstrengungen beim Sport vorzubereiten. Der gesamte Körper wird dabei mobilisiert, anstatt sich nur auf einzelne Muskeln zu konzentrieren. Um zu entspannen, bietet sich eher statisches Dehnen an, was Sie vom Yin-Yoga kennen. Dabei wird eine Position über einen längeren Zeitraum gehalten, in den Stretch tief hineingeatmet und der Muskel lang gemacht. Dadurch verringert sich die Muskelspannung und die Atmung wird gleichmäßiger. Statisches Dehnen sollte daher nach dem Training gemacht werden oder als einzelne Beweglichkeitseinheit, um zur Ruhe zu kommen. So oder so sollten Sie sich regelmäßig dehnen, um fit zu bleiben und die beste körperliche Leistung zu garantieren. Als Routine vor dem Schlafengehen ist statisches Dehnen sehr wertvoll, um stressbedingte Anspannungen im Körper, die wir manchmal gar nicht bewusst wahrnehmen, zu lockern. Die folgenden Übungen eignen sich dafür hervorragend:

Begeben Sie sich in die Position des herabschauenden Hundes und atmen Sie ein paarmal tief ein und aus. Machen Sie dann mit dem rechten

Bein einen Schritt nach vorn und setzen Sie den Fuß außen neben die rechte Hand. Nun legen Sie das linke Knie am Boden ab, richten den Oberkörper auf und heben beide Arme gestreckt über den Kopf. Langsam lassen Sie sich in die Dehnung der Hüfte sinken und atmen dabei lange aus. Nach etwa 20 Sekunden können Sie noch Ihren Oberkörper vorbeugen und sogar die Unterarme am Boden ablegen, um eine noch tiefere Entspannung des Beckens zu erreichen.

Stellen Sie sich aufrecht hin und nehmen Sie wieder die gestreckten Arme über den Kopf. Bei der nächsten Ausatmung beugen Sie den Oberkörper langsam nach vorn und unten. Kopf, Schultern und Nacken lassen Sie locker hängen, wenn möglich, greifen Sie nach Ihren Zehenspitzen. Nun können Sie mit dem Oberkörper noch leicht nach rechts und links schwingen oder einfach still bleiben und sich auf Ihre Atmung und die Dehnung der Oberschenkelrückseite konzentrieren.

Diese „Durchfädel-Position" entspannt den Rücken, dehnt Schulter und Flanken, neutralisiert die Wirbelsäule und lindert Schmerzen im unteren Rückenbereich. Begeben Sie sich dafür zunächst in den Vierfüßlerstand. Tauchen Sie dann mit der rechten Hand unter dem Oberkörper hindurch auf die linke Seite, die linke Schulter können Sie dann sanft auf dem Boden ablegen. Mit der linken Hand wandern Sie auf Fingerspitzen immer weiter nach vorne, bis der Arm ganz ausgestreckt ist. Das Becken halten Sie senkrecht über den Knien. Atmen Sie nun wieder in die Dehnung und halten Sie diese Pose für mindestens eine Minute.

Ebenso entspannend ist das Dehnen der Beinmuskulatur. Hocken Sie sich auf die Knie und nehmen Sie dann das rechte Bein vor den Körper, winkeln Sie das Knie zur Seite an, sodass dessen innere linke Seite nach oben zeigt. Beugen Sie dann den Oberkörper vor, bis Sie mit beiden Händen den Boden berühren. Strecken Sie das andere Bein nach hinten aus und gehen Sie mit Oberkörper und Kopf noch etwas weiter nach unten. Sie verspüren nun an der Oberschenkelinnenseite ein angenehmes Ziehen. Atmen

Sie weiter gleichmäßig und halten Sie auch diese Pose für einige Zeit, bevor Sie das Ganze mit dem anderen Bein wiederholen.

Wenn es Ihnen schwerfällt, eine eigene Stretching-Routine aufzubauen, können Sie sich im Internet nach Anleitungsvideos umschauen. Von denen gibt es zahlreiche, nicht nur für statisches, sondern auch für dynamisches Stretching. Tun Sie Ihrem Nervensystem durch ausgiebiges Dehnen etwas Gutes, indem Sie ihm so beibringen, die Muskeln tief zu entspannen.

Hier haben Sie Platz, um Ihre Gedanken zu notieren:

____

____

____

Progressive Muskelentspannung

Die progressive Muskelentspannung ist eine äußerst wirksame Entspannungstechnik, die leicht zu erlernen und gut wissenschaftlich belegt ist. Erfunden wurde sie vom amerikanischen Physiologen Edmund Jacobsen, der in den 1920er-Jahren entdeckte, dass sich durch Erregung und Stress die Muskelspannung stark erhöht. Andersherum verringert sich innere Unruhe, wenn die Muskelspannung verringert wird. Eine Gruppe von Muskeln kann einfach entspannt werden, indem sie erst willkürlich stark angespannt werden. Dabei macht man sich zunutze, dass die Entspannung einer Muskelgruppe an die nächste übertragen wird und dadurch eine tiefgehende Entspannung im ganzen Körper ausgelöst wird. Durch die progressive Muskelentspannung sinkt der Blutdruck, die Atmung wird gleichmäßiger und der Pulsschlag reduziert sich.

Eine progressive Muskelentspannung durchzuführen, ist nicht schwer. Sie liegen ruhig auf einer Yogamatte oder sitzen in einem bequemen Sessel, Ihre Atmung ist gleichmäßig. Dann wird eine Muskelgruppe nach der anderen angespannt. Sie beginnen mit der rechten Hand, spannen die Muskeln dort an, halten die Spannung für einige Sekunden und lassen dann los. Von der Hand aus machen Sie weiter mit den Armen bis hin zu Gesicht, Nacken, Rücken, Bauch, Beine und zum Schluss Füße. Nacheinander widmen Sie sich jeder Muskelgruppe und gehen gleich vor; anspannen, halten, loslassen. Fühlt sich eine Muskelgruppe besonders verspannt an, halten Sie die Spannung länger oder spannen Sie die Muskeln mehrmals für ein paar Sekunden an. Während des Anspannens und Entspannens richten Sie den Fokus auf das jeweilige Körperteil, ähnlich wie beim Body-Scan.

Die progressive Muskelentspannung führt nicht nur zu sofortiger Entspannung, sie hilft Ihnen auch dabei zu unterscheiden, wie sich normale und überhöhte Anspannung der Muskeln anfühlen. Sie nehmen Ihren Körper bewusst wahr und bekommen ein besseres Gespür für das, was ihm guttut. Die Methode kann dabei helfen, Ängste zu überwinden und trägt zu einem gesunden Schlaf bei, die allgemeine Stressverträglichkeit wird erhöht. Wer an häufiger innerer Nervosität leidet und Probleme mit dem Parasympathikus und Vagus hat, sollte die progressive Muskelentspannung auf jeden Fall ausprobieren. Wichtig bei der gezielten progressiven Muskelentspannung gegen innerliche Unruhe und zum Einsatz in Stresssituationen ist, dass die Methode bereits erlernt ist. Das bedeutet, dass Sie zunächst die Erfahrung sammeln und erlernen, wie sich die Muskeln im entspannten und angespannten Zustand eigentlich anfühlen sollten, damit Sie dann bei starker Anspannung zuverlässig wissen, wie Sie den Entspannungszustand erreichen können. Die progressive Muskelentspannung hilft dem Nervensystem beim Regulieren aller Körpervorgänge und wirkt sogar chronischen Schmerzen wie chronischen Spannungskopfschmerzen entgegen.

Hier haben Sie Platz, um Ihre Gedanken zu notieren:

Halsmassage

Der Vagusnerv kann durch sanftes Streicheln und Massieren des Halses aktiviert werden, da er in der Nähe der Halsschlagader verläuft. Um herauszufinden, wie viel Druck Ihnen bei der Massage am besten passt, streicheln Sie zu Anfang am besten ganz leicht über die Seiten des Halses. Dabei nutzen Sie Ihre ganze Handfläche. Als Nächstes üben Sie mit den Fingern mehr Druck aus und drücken Sie mehr in die empfindliche Haut. Von Streicheln gehen Sie so langsam in eine punktuelle Massage über. Sie streichen mit den Fingerspitzen den Hals nach oben und unten entlang oder führen kreisende Bewegungen aus. Üben Sie auf keinen Fall zu viel Druck aus, das kann zu Schmerzen und Verspannungen führen, die ja gerade verhindert werden sollen. Die Massage sollte so angenehm wie möglich sein und den Vagusnerv auf sanfte Weise aktivieren.

Hier haben Sie Platz, um Ihre Gedanken zu notieren:

Singen, Summen, Gurgeln

Gegen innere Unruhe kann tatsächlich allein mit der Stimme viel unternommen werden. Weil der Vagusnerv mit den Stimmbändern und Muskeln im Rachen und auch mit dem Innenohr verbunden ist, wird er aktiviert, sobald wir Geräusche machen und diese Muskeln anspannen. Zu diesen Geräuschen gehören Singen und Summen. Wer beispielsweise aufgeregt ist und sein Lieblingslied singt oder nur summt, wird sich sofort entspannter fühlen. Sind Sie dafür zu aufgebracht, können Sie es mit Knurren versuchen. Dabei machen Sie ein sanftes Tierknurren nach, während Sie ausatmen. Ebenso effektiv ist der typische „Om-Laut" aus der Meditation. Dabei atmen Sie tief ein, halten den Atem für ein paar Sekunden und machen beim Ausatmen den Om-Ton oder ein langgezogenes „O" oder „A". Die dadurch entstehenden Schwingungen intensivieren die Aktivität des Vagusnervs und des Parasympathikus im Ganzen. Die Muskulatur entspannt sich und die Verdauung wird angeregt, man bekommt ein besseres Körpergefühl. Psychologen setzen diese Form der Vagus-Stimulation sogar bei Traumabewältigungs-Therapien ein, um den Patienten die Möglichkeit zu geben, in Stresssituationen mit der Summ-Technik sofort ruhiger zu werden.

Das Singen hat noch weitere gesundheitsfördernde Aspekte. Lautes Singen ist durchaus anstrengend und bringt das Herz-Kreislauf-System in Schwung. Am besten atmen Sie dabei in den Bauch hinein, denn beim Singen atmet man automatisch öfter als normalerweise und mehr Sauerstoff gelangt in den Körper. Durch die bessere Durchblutung steigert sich die Konzentrationsfähigkeit. Die mentalen Effekte des Singens sind ebenfalls nicht zu unterschätzen. Singen macht einfach glücklich – körpereigene Glückshormone wie Serotonin, Dopamin und Endorphin werden freigesetzt, Stresshormone werden reduziert. Die Ausschüttung von Melatonin führt zu besserem Schlaf. Singen wir mit anderen Menschen zusammen, etwa in einem Chor, wird das Gefühl der Zugehörigkeit und des Vertrauens verstärkt. In den 90er-Jahren fanden Forscher sogar heraus, dass Menschen, die in Chören oder Gesangsgruppen gemeinsam sangen, durchschnittlich eine höhere Lebenserwartung haben, als jene, die nicht singen. Noch ein Grund mehr, die Stimmbänder öfter mal anklingen zu lassen.

So wie das Singen, Summen und Knurren hilft auch einfaches Gurgeln dabei, den Vagusnerv zu stimulieren. Zur täglichen Hygiene gehört das mehrmalige Zähneputzen sowieso, es ist also sehr leicht, den Vagus beim Gurgeln von Wasser oder einer Mundspülung anzuregen (hier erfahren Sie im weiteren Verlauf des Ratgebers mehr).

Hier haben Sie Platz, um Ihre Gedanken zu notieren:

Autogenes Training

Bei Übungen des autogenen Trainings macht man sich die eigene Vorstellungskraft zunutze, um sich in einen tiefen Zustand der Entspannung zu versetzen und Stress abzubauen. Mit etwas Fantasie und Übung kann autogenes Training überall durchgeführt werden und zur körperlichen Gesundheit beitragen.

Die Kraft des autogenen Trainings entdeckte der Psychiater Johannes Heinrich Schultz, der in den 1930er-Jahren Experimente mit Hypnose durchführte und entdeckte, dass sich manche seiner Patienten nur durch Selbstbeeinflussung in einen tranceähnlichen Zustand versetzen konnten, in dem sie komplett entspannt waren. Körperfunktionen wie die Durchblutung, Atmung und Pulsschlag, an denen der Selbstheilungsnerv beteiligt ist, werden durch autogenes Training reguliert. Mehrere Übungseinheiten haben einen positiven Effekt auf Magen- und Darmstörungen, helfen beim Abbau von Muskelverspannungen, unterstützen die Konzentrationsfähigkeit und steigern die allgemeine Leistungsfähigkeit. Außerdem verringert autogenes Training chronische Schmerzen und Migräne sowie psychische Belastungen. Durch die extreme Entspannung wird mehr innere Ruhe und Ausgeglichenheit erreicht, was auch bei Schlafproblemen hilft.

Anfänger lernen beim autogenen Training gezielt, vom Wachzustand auf vollkommene Entspannung und wieder zurückzuschalten, um Ruhe und Körperbewusstsein zu erreichen. Die Form der Selbsthypnose kann jeder erlernen, manchen fällt es leichter als anderen. Es gibt zahlreiches Material, Kurse und Anleitungsvideos für autogenes Training, mithilfe der folgenden Übungen können Sie einen kleinen Vorgeschmack bekommen. Versuchen Sie es einfach mal und spüren Sie, ob Sie sich tatsächlich selbst hypnotisieren können.

Die Schwere-Übung

Für die Schwere-Übung begeben Sie sich an einen ruhigen Ort, an dem Sie sicher ungestört bleiben. Sie setzen sich am besten auf einen Stuhl in die Kutscherhaltung, bei der Ihr Oberkörper leicht nach vorne gebeugt ist und die Unterarme auf den Oberschenkeln ruhen. Der Kopf hängt nach unten, der Nacken bleibt locker. Sie können sich aber auch auf eine Matte legen und die Arme neben sich legen. Nun schließen Sie die Augen und lenken Ihre Konzentration als Erstes auf den rechten Arm. Er sollte sich bereits schwerer anfühlen als der linke Arm. Jetzt versuchen Sie, das Schweregefühl zu steigern, indem Sie bewusst an eine Suggestion denken: „Mein rechter Arm ist ganz schwer." Mehrere Male denken Sie diesen Satz und spüren, wie der rechte Arm immer schwerer wird und zeitgleich die Entspannung einsetzt. Der Arm sinkt quasi immer mehr Richtung Erde.

Sie breiten die Übung nun auf den anderen Arm aus. Sie passen die unterbewusste Suggestion an, denken also „Mein linker Arm ist ganz schwer". Sie widmen sich so allen Körperbereichen: Sie denken „Mein rechtes/linkes Bein ist ganz schwer", je nachdem, auf welchen Bereich Sie sich gerade konzentrieren. Dabei vergessen Sie natürlich nicht, gleichmäßig zu atmen und sich voll auf die Entspannung einzulassen. Die Muskeln der Körperbereiche werden nacheinander immer lockerer. Im kompletten Entspannungszustand fühlt sich Ihr gesamter Körper schwer und geerdet an.

Um die Schwere-Übung zu beenden, spannen Sie nach und nach Ihre Muskeln an, machen also eine Faust, stehen auf und strecken sich. Indem

Sie die Muskeln anspannen und die Augen öffnen, heben Sie den Trance-Entspannungs-Zustand wieder auf, das nennt man die „Rücknahme".

Die Wärme-Übung

Dieses autogene Training funktioniert ähnlich wie die Schwere-Übung. Wieder begeben Sie sich in die Anfangspose und konzentrieren sich auf einzelne Bereiche des Körpers, diesmal suggerieren Sie aber Wärme anstatt Schwere. Diesmal geht es nämlich nicht um die Muskelentspannung, sondern um die Weitung der Blutgefäße und der folgenden besseren Durchblutung der Gliedmaßen. Sie suggerieren „Mein rechter Arm ist ganz warm", alternativ können Sie auch „Mein rechter Arm ist ganz warm und schwer" suggerieren, um die Kraft beider Übungen zu vereinen.

Wie bei der Schwere-Übung breitet sich die imaginierte Wärme auf Ihren ganzen Körper aus. Sie fühlen sich wohl und warm, keine Kälte mehr befindet sich in Ihren Gelenken. Zwischendurch können Sie noch weitere Mantras wie „Ich bin komplett ruhig", „Meine Atmung ist gleichmäßig und ruhig" oder „Mein Herz schlägt ruhig und regelmäßig" in Gedanken wiederholen.

Hier haben Sie Platz, um Ihre Gedanken zu notieren:

Waldbaden

Haben Sie schon einmal vom „Waldbaden" gehört? Dieser Begriff stammt aus Japan, wo es immer beliebter wird, lange bewusste Spaziergänge im Wald zu machen. Teilweise bekommen gestresste Japaner das Waldbaden sogar „verschrieben", weil es so viele positive Effekte auf Geist und Körper hat. Diese sind wissenschaftlich belegt. Die Stresshormone Cortisol und

Adrenalin reduzieren sich und auch der Blutdruck sinkt im Wald, weil der Vagusnerv angeregt wird und wir gasförmige Substanzen einatmen, die Terpenen, welche von Waldpflanzen abgesondert werden. Ein langer Aufenthalt zwischen Bäumen und Gräsern reduziert den Adrenalingehalt bei Männern um 30 %, bei Frauen um ganze 50 %. Die Terpene sind Stoffe, die den Bäumen im Lebensraum Wald als eine Art Kommunikationsmittel dienen, wobei nonverbal Informationen weitergeleitet werden. Sämtliche Pflanzen eines Gebiets sind so miteinander verbunden und vernetzt, teilweise kilometerweit. Die Kommunikationssubstanzen nehmen wir Menschen unbewusst über Haut und Lungen auf, wenn wir uns im Wald aufhalten. Terpene gelangen so in unseren Organismus und entfalten ihre gesundheitsfördernde Wirkung: Gelangen sie in die Blutbahn, erhöhen sie die Anzahl und Aktivität von „Killerzellen" im Immunsystem, was bewirkt, dass das Immunsystem gestärkt wird und Eindringlinge in Form von Bakterien und Viren besser bekämpfen kann.

Wie erwähnt, wird beim Waldbaden auch der Nervus vagus stimuliert und die Selbstheilungskräfte werden aktiviert. In einer Studie fand man heraus, dass Patienten schneller und besser wieder gesund wurden, wenn vor ihrem Krankenhauszimmer ein Baum stand. Allein der Anblick von Natur hat eine beruhigende Wirkung auf uns, die zunehmend in zugebauten Städten wohnen.

Der Effekt des Waldbadens ist besonders gut, wenn Sie sich ganz bewusst einen bestimmten Tag aussuchen, vielleicht am Wochenende, an dem Sie in den nächsten großen Wald fahren bzw. laufen möchten. Sie können Hund oder Familie mitnehmen oder sich alleine eine Auszeit gönnen. Im Wald selbst sollten Sie sich dann bemühen, so aufmerksam wie möglich zu „baden". Das bedeutet, den Wald mit allen Sinnen wahrzunehmen. Hören Sie auf das Rauschen der Bäume oder Vogelgesang, nehmen Sie den intensiven Geruch des Waldbodens wahr und strecken Sie ruhig einmal die Hand nach dem nächsten Baum aus, um die Rinde unter den Fingern zu spüren. Das ist ein ganz anderes Erlebnis, als mit Kopfhörern in den Ohren und im

Laufschritt durch einen kurzen Waldabschnitt zu spazieren. Die Heilwirkung des Waldes verstärkt sich noch, wenn Sie Atemübungen machen oder andere Entspannungstechniken wie Meditation anwenden.

Selbst, wenn Sie im stressigen Alltag nicht zu Übungen kommen, die Körper und Seele beruhigen, lässt sich ein Waldspaziergang in der Regel einrichten. Wenn Sie das Waldbaden regelmäßig betreiben, können Sie über das Jahr hin zudem eindrücklich den Wechsel der Jahreszeiten beobachten. Auch das entspannt und beruhigt.

Hier haben Sie Platz, um Ihre Gedanken zu notieren:

Organisation dank To-do-Listen

Wer kennt das nicht – die Aufgaben für die Woche häufen sich an, jedes Mal, wenn etwas abgearbeitet ist, kommt etwas Neues dazu und selbst anstehende Treffen mit den Lieben werden zur Herausforderung. Im hektischen Büro- und Familienalltag geht es nun mal schnell drunter und drüber und unser Sympathikus spielt verrückt. Etwas Stress tut gut, um uns fit zu halten und all unser Potenzial zu nutzen, doch zu viele Aufgaben führen zu Überforderung und wir kommen nicht mehr hinterher. Das Ergebnis: Wir sind nicht zufrieden mit uns selbst, unsere Konzentrationsfähigkeit und Produktivität sinkt, wir sind schneller gereizt und kommen schlechter zur Ruhe. Viele Menschen bekommen durch Stress Schlafprobleme oder ernähren sich nicht gut, ein echter Teufelskreis beginnt, bis es im schlimmsten Fall zum Burnout kommt. Das parasympathische System mit ein paar Entspannungsübungen oder mal einem Wellness-Wochenende zu stimulieren, tut gut, langfristig gesehen gilt es aber, es durch eine gute Work-Life-

Balance erst gar nicht zu übermäßigem Stress und Überforderung kommen zu lassen. Am wichtigsten ist dabei eine gute Organisation, bei der To-do-Listen helfen.

To-do-Listen anzufertigen, scheint simpel und altmodisch, doch es hat mehrere positive Eigenschaften. Zum einen sind sie einfach anzufertigen, ob auf einem Stück Papier oder in digitaler Form. Zum anderen geben sie uns ein Gefühl der Sicherheit und Kontrolle, denn wer einmal alles festhält, was ansteht, vergisst es nicht so leicht. To-do-Listen haben daher einen sehr beruhigenden Effekt. Psychologen fanden heraus, dass allein das Anfertigen einer solchen Liste Stress reduziert und uns im Unterbewusstsein entspannt, unabhängig davon, wie viel wir von den Aufgaben am Ende des Tages erledigt haben. Das Aufschreiben befreit, denn unser Gehirn beschäftigt sich zwanghaft und ständig mit Dingen, die bevorstehen oder die noch nicht abgeschlossen sind. Selbst wenn wir dann etwas Wichtiges erledigt haben, wird der persönliche Erfolg von einem bevorstehenden Termin oder einer anstehenden Präsentation für die Arbeit verdrängt.

Wer eine To-do-Liste schreibt, fühlt sich so, als hätte er einen Teil der Aufgaben schon erledigt, weil er sie konkreter vor Augen hat. Am besten ist der Effekt, wenn die Aufgabe so genau wie möglich aufgeschrieben wird. Anstatt also zu schreiben „Projekt anfangen“, sollten Sie etwas aufschreiben wie „Fünf erste Ideen für Projekt“, um das Gefühl zu bekommen, die Sache schon fast erledigt zu haben. Das Projekt scheint an sich erst mal ein Berg an Arbeit zu sein, doch sich kurz über die ersten paar Ideen Gedanken zu machen, scheint nicht allzu schwer. Das ist ein guter Startpunkt, denn sind die Ideen notiert, scheint der nächste Schritt ebenfalls schon nicht mehr so schwer. Die große Arbeit ist dann kein Schrecken mehr, sondern wird effizient erledigt. Der Plan steht fest, das Gehirn gibt etwas Ruhe und der Sympathikus wird zurückgedrängt.

Das Anfertigen der To-do-Listen hat also einen sofortigen Beruhigungseffekt und lässt Sie sogar besser einschlafen, weil das Unterbewusstsein wegen zu erledigender Sachen nicht mehr allzu beschäftigt ist. Es lohnt sich, am Abend vor einem neuen Tag eine Liste anzufertigen oder morgens vor dem Frühstück, um eine gute Übersicht zu haben. Sie können neben Tages-Listen auch Wochen-Listen anfertigen, in denen Sie festhalten, was im Laufe der Woche alles erledigt werden muss. So haben Sie die Freiheit, an einem Tag mal mehr und an anderen weniger zu machen, ohne etwas zu vergessen. Besonders in Zeiten, in denen Sie sich unproduktiv und unkreativ fühlen, lohnt es sich zudem, auch Kleinigkeiten wie „Mama anrufen", „Bücher neu sortieren" oder „Spazieren gehen" auf die To-do-Liste zu setzen, denn durch das Erledigen von kleinen Aufgaben können Sie schnell einen Haken auf der Liste setzen, wodurch Sie sich gleich motivierter fühlen, den Rest anzugehen.

Grundsätzlich ist es dennoch schlauer, die wichtigste, schwierigste und zeitaufwendigste Sache als Erstes anzugehen, denn sonst kann es passieren, dass Sie zwar viel erledigen, das Wichtigste aber vor sich herschieben. Erscheint Ihnen die Aufgabe zu mühsam, versuchen Sie wieder, das Ganze in kleinere Teile aufzubrechen und sich Schritt für Schritt dem Erfolg zu nähern. Auf diese Weise werden Sie langfristig disziplinierter und müssen nicht mehr so viel auf den letzten Drücker erledigen, was Ihr Selbstheilungsnerv Ihnen danken wird. Doch so nützlich To-do-Listen sind, leben Sie nicht nur nach solchen Auflistungen; es ist nicht schlimm, bis zum Abend nicht immer alle Aufgaben hinter sich gebracht zu haben. Natürlich ist es befriedigend, hinter viele Punkte auf der Liste einen Haken zu machen, realistisch gesehen wird das aber nicht immer möglich sein. Lassen Sie sich von solchen eher unproduktiven Tagen nicht runterziehen, sondern konzentrieren Sie sich dann ganz besonders auf innere Ruhe und Entspannung, um neue Kräfte zu sammeln und das parasympathische System seiner Funktion nachkommen zu lassen. Schon bald werden Sie dann neue Motivation finden, um produktiv zu sein und die To-do-Listen erfolgreich abzuarbeiten.

Hier haben Sie Platz, um Ihre Gedanken zu notieren:

Journaling

Das Journaling hat ähnliche Effekte wie To-do-Listen, ist aber weitaus persönlicher. Die Kraft des Schreibens sollte nicht unterschätzt werden, denn das Festhalten der eigenen Gedanken trägt zur psychischen und damit zur körperlichen Gesundheit bei. In den letzten Jahren ist Journaling zum echten Trend geworden und es gibt viele Methoden des Schreibens, die in eine Selbstfürsorge-Routine integriert werden können.

Aber zunächst, um was geht es eigentlich beim Journaling? Im Vordergrund steht die bewusste Auseinandersetzung mit den eigenen Gefühlen und Gedanken. Wie bei den To-do-Listen werden dadurch Gedanken sortiert und unterbewusster Druck genommen. Vor allem, wenn Sorgen zu Papier gebracht werden, können diese objektiver wahrgenommen und interpretiert werden, wodurch sich schneller Lösungen finden lassen und Entscheidungen getroffen werden können. Mit der Zeit bilden Sie durchs Journaling größere Resilienz, was heißt, dass Sie mit schwierigen Situationen besser umgehen können und sich von Rückschlägen nicht mehr allzu sehr mitnehmen lassen. Dadurch wird auch der Vagusnerv und das Immunsystem unterstützt, denn Ängste werden leichter überwunden und der Sympathikus zieht sich zurück. Studien zufolge lassen sich sogar traumatische Erlebnisse durchs Schreiben besser verarbeiten.

Ein weiterer positiver Aspekt des Journalings ist, dass beim Schreiben die rechte Gehirnhälfte aktiviert wird, die mit der Kreativität zusammenhängt. Wer regelmäßig schreibt, lernt, seine Gedanken präziser zu formulieren und erlangt damit eine bessere Ausdrucksfähigkeit. Das schlägt sich auch in der täglichen Kommunikation mit anderen Menschen und im Wortschatz nieder. Sie werden sicherer darin, Ihre eigenen Meinungen und Gedanken zu vermitteln.

Es gibt verschiedene Arten des Journalings. Um wirklich regelmäßig zu schreiben, sollten Sie sich eine geeignete Routine zulegen – Sie könnten jeden Morgen 10 Minuten schreiben, immer in der Mittagspause oder abends. Überfordern Sie sich nicht, wenn Sie wenig Erfahrung mit Schreiben haben, und machen Sie sich selbst nicht den Druck, es sofort perfekt zu beherrschen. Der Austausch mit dem Papier findet privat statt, heißt, niemand anderes bekommt Ihre niedergeschriebenen Gedanken zu lesen. Sie müssen sich nicht rechtfertigen, keine komplexen Sätze niederschreiben oder gar eine Struktur haben, wenn Ihnen das schwerfällt. Es gibt keine Regeln! Finden Sie heraus, welche Tageszeit und welche Art des Schreibens Ihnen am besten gefällt.

Hier ein paar unterschiedliche Journaling-Ideen, die Sie ausprobieren können:

- **Tagebuch / Wochenrückblick**
Das klassische Tagebuchschreiben ist wohl die verbreitetste und bekannteste Art des Journalings, die schon seit Jahrtausenden praktiziert wird. Dabei schreiben Sie jeden Tag, am besten abends, über Ihren Alltag, über das, was Sie erlebt und gefühlt haben. Das kann dabei helfen, sich selbst besser zu verstehen und Geschehnisse einzuordnen. Sie trainieren Ihr Gedächtnis, können leichter Dankbarkeit üben und werden mit der Zeit achtsamer. Vieles, was Sie sonst im Alltag nicht bemerken würden oder was Sie leicht wieder vergessen würden, wie ein kurzes Gespräch mit einem freundlichen Nachbarn oder ein schöner Austausch mit einer Freundin, festigt sich in Ihren Gedanken und Sie können sich in schweren Zeiten besser an Positives erinnern.

Vielen ist tägliches Journaling zu viel, weil sie keine Zeit finden oder es schlicht vergessen. Wenn es Ihnen genauso geht, können Sie auch einfach am Ende einer jeden Woche einen Wochenrückblick schreiben. Darin erinnern Sie sich dann an die wichtigsten Wochenereignisse und reflektieren darüber, was gut und was schlecht gelaufen ist. Sie überprüfen, welche Ziele Sie erreicht haben, ob Sie sich etwas Neues getraut haben oder wie Sie mit bestimmten Situationen umgegangen sind. Welche Menschen haben Sie getroffen, welche Dinge haben Sie nach Langem endlich erledigt, wofür waren Sie besonders dankbar? Mithilfe des Wochenrückblicks behalten Sie Fehltritte und Niederlagen, doch auch Fortschritte und Erfolgserlebnisse im Auge. Ein regelmäßiger schneller Check-up des eigenen Lebens verhindert mögliche Existenzkrisen, die sich manchmal unterbewusst aufstauen, bis es dann zum großen Breakdown kommt. Wer wöchentlich reflektiert und sich wirklich daran hält, die vergangenen Tage aufrichtig zu überdenken, wertschätzt seine täglichen Routinen mehr und bemerkt schneller, wenn er mit seinem Alltag nicht mehr zufrieden ist und sich etwas verändern muss.

Wenn Sie einen Tages- oder Wochenrückblick geschrieben haben, können Sie sich auch gleich noch neue Ziele für den nächsten Tag oder die nächste Woche aufschreiben, um sich selbst zu motivieren. Diese Motivation ist dann intrinsisch, kommt also von Ihrem Inneren und gibt Ihnen Kraft. Große anstehende Events und Aufgaben werden als spannende Herausforderung angesehen, anstatt als nerviges Übel, und auch Ihr Nervensystem wird dadurch beruhigt.

- **Traumtagebuch**

Können Sie sich immer an Ihre Träume erinnern oder entfällt Ihnen die Wunderreise des Schlafs, sobald Sie die Augen aufschlagen? Viele Menschen wünschen sich, sich besser an ihre Träume erinnern zu können. Aus diesen lassen sich bekanntlich einige Schlüsse bezüglich der eigenen persönlichen Situation, Wünschen und Ängsten ziehen. Wenn Sie ein Traumtagebuch führen, wird sich die Wahrscheinlichkeit erhöhen, dass Sie sich an Ihre Träume erinnern. Entscheidend ist dabei, dass Sie einen Traum direkt nach dem Aufwachen so detailreich wie möglich beschreiben.

Nehmen Sie sich ein paar Minuten Zeit und konzentrieren Sie sich genau auf das Gefühl, das Sie während des Traums hatten. Was haben Sie gesehen und getan, welche Orte, Personen und Symbole kamen vor? Wie haben Sie sich unmittelbar nach dem Ende des Traums gefühlt? Hatten Sie schon einmal einen ähnlichen Traum bzw. kamen Dinge darin vor, die Ihnen aus anderen Träumen bekannt sind? Nach ein paar Tagen oder Wochen erkennen Sie womöglich bereits ein Muster in Ihren Träumen oder finden neue Zugänge zu Ihrem Unterbewusstsein. Ihre Träume können Sie zu Neuem inspirieren oder Ihnen bewusst machen, was Sie in Ihrem Unterbewusstsein beschäftigt.

Außerdem kann sich durch das Führen eines Traumtagebuchs die Frequenz von luziden Träumen, auch Klarträume genannt, erhöhen. Solche Träume sind besonders intensiv und im Schlaf hat der Träumende das Gefühl, seine Handlungen frei steuern zu können. Viele Menschen schreiben ihre Träume auf, um ihr Unterbewusstsein auf das Klarträumen einzustellen und dann im Traum zu fliegen oder andere mögliche und unmögliche Dinge auszuprobieren, nur mit der Kraft der Imagination.

- **Bullet-Journal**

Ein Bullet-Journal ist die perfekte Option für alle, die in einem Notizbuch gleich alles haben möchten: Jahres-, Monats- und Wochenüberblick, To-do-Liste, Tagebuch, Malbuch. Mithilfe eines Bullet-Journals lassen sich Erinnerungslisten erstellen und der Alltag durchplanen, gleichzeitig können Sie sich kreativ ausleben und die Seiten nach Ihrer Vorstellung gestalten. Denn der Ausgang des Bullet-Journals ist in der Regel ein ganz leeres Notizbuch mit Seitennummern, in das Sie alles einfügen können, was Sie möchten. Ob schlicht und minimalistisch oder ausgeschmückt mit Bildern, Erinnerungen und Zeichnungen, Ihr Bullet-Journal entspricht ganz Ihren individuellen Vorstellungen.

Wenn Sie das leere Notizbuch vor sich haben, legen Sie zunächst ein Inhaltsverzeichnis an und entscheiden dann, wie genau der Aufbau des Bullet-Journals aussehen soll. In Wochenplänen können Sie wichtige Termine und Aufgaben festhalten, Sie können Monatsziele niederschreiben, Tagebucheinträge aufschreiben oder mithilfe von Gewohnheitstrackern Ihre bedeutendsten Gewohnheiten beobachten und immer einen Haken setzen, wenn Sie eine von ihnen durchgeführt haben. Sie können Dankbarkeitslisten schreiben oder Doppelseiten mit Fotos kreieren, der Fantasie sind keine Grenzen gesetzt.

Ein Bullet-Journal zu führen, hat gleich mehrere positive Effekte. Durch das Planen von zukünftigen Ereignissen und durch To-do-Listen wird Ihr Alltag strukturierter und unterbewusster Druck vermindert. Wenn Sie zusätzlich viel Liebe und Mühe in das Notizbuch stecken, um für spätere Jahre auch noch eine schöne Erinnerung zu haben, wird Stress zusätzlich gemindert. Denn kreative Beschäftigungen lenken uns von Problemen ab und machen uns glücklicher, was den Vagus unterstützt.

Hier haben Sie Platz, um Ihre Gedanken zu notieren:

Lesen

Dass es überaus entspannend ist, sich mit einem Buch auf das Sofa zurückzuziehen und für eine kleine Weile in eine andere Welt abzutauchen, ist den meisten bekannt. In unserem schnelllebigen und von Technik und digitalen Endgeräten geprägten Alltag kommt das Lesen aber leider bei vielen zu kurz, bei vielen ist es sogar Jahre her, dass sie ein gutes Buch in der Hand hatten. Dabei hat Lesen viele gesundheitsfördernde Effekte, stärkt den

Charakter und die eigenen Fähigkeiten, was wiederum Selbstbewusstsein verleiht. Und nicht nur das: Studien der Yale University zufolge soll regelmäßiges, vieles Lesen sogar das Leben verlängern.

Schon Voltaire sagte, dass Lesen die Seele stärkt. Damit hat er nicht unrecht, denn weil es beim Lesen oft darum geht, die Perspektiven und Geschichten anderer Menschen zu verstehen und nachzuvollziehen, verbessert sich die emotionale Intelligenz. Gegenüber Lesemuffeln haben Leseratten eine ausgeprägtere Sozialkompetenz und sind oft offener gegenüber anderen Lebensentwürfen und Kulturen. Gleichzeitig wird beim Lesen Stress abgebaut, was Sie selbst ganz einfach merken können: Wenn Sie einen schlechten Tag haben, an dem Sie ständig mit den Gedanken woanders sind und sich kaum auf eine Sache konzentrieren können, nehmen Sie sich ein Buch oder einen Zeitungsartikel zur Hand und setzen Sie einen Timer für 15 bis 20 Minuten. Sie werden merken, dass Sie durchs Lesen innerlich ruhiger und Ihre Gedanken klarer werden. Das liegt daran, dass sich Ihr Gehirn beim Entziffern der Buchstaben nur schwer auf andere Dinge fokussieren kann und Sie so einfacher aus negativen Gedankenspiralen herauskommen. Auch Ihre Vorstellungskraft und Kreativität wird durchs Lesen gefördert. Die eigenen Gehirnzellen werden stimuliert und die kognitiven Fähigkeiten sowie der Wortschatz und die Rechtschreibung verbessert. Beim Lesen eignen Sie sich außerdem viel neues Wissen an und Ihre fluide Intelligenz erhöht sich, was bedeutet, dass Sie lösungsorientierter denken und mit Problemen besonnener umgehen. All diese positiven Wirkungen tragen zu einem gesunden Zustand von Körper und Seele bei.

Um zu entspannen und den Vagus in seiner Funktion zu unterstützen, ist es wichtig, dass Sie sich richtig ins Lesen vertiefen. Schon 6 Minuten vertieftes Lesen kann das Stresslevel im Körper um bis zu 60 % senken und den Herzschlag verlangsamen, oft nehmen wir dabei auch eine für die Muskeln entspanntere Haltung ein. Besonders abends vor dem Schlafengehen ist Lesen eine tolle Möglichkeit, sich ohne blendende Bildschirme müde zu machen und den Körper in die Ruhephase gleiten zu lassen.

Fällt es Ihnen schwer, im Alltag viel zu lesen? Denken Sie, dass Sie nicht wirklich Zeit dafür haben? Die Wahrheit ist, dass fürs Lesen so gut wie immer Zeit gemacht werden kann. Nehmen Sie sich kleine Ziele vor und versuchen Sie, Lesen in die tägliche Routine einzubauen. Nur 10 Seiten am Tag machen schon knapp 300 Seiten im Monat, also ein ganzes durchschnittlich langes Buch. Am leichtesten fällt Ihnen dieses Tagesziel natürlich, wenn Sie ein Genre gefunden haben, das Ihnen gefällt – ob Thriller, Romanze, Krimi oder Comedy, haben Sie einmal etwas nach Ihrem Geschmack gefunden, werden Sie automatisch mehr lesen. Grundsätzlich funktioniert das vertiefende Lesen am besten mit Literatur, aber auch Sachbücher oder Zeitungsartikel dürfen es sein. Lesen ist ein günstiges Hobby (viele Bücher gibt es online sogar kostenlos), schärft den Verstand, macht Spaß, fördert die Vorstellungskraft und hilft dem Nervensystem beim Entspannen. Was kommt Ihnen als Nächstes unter die Augen?

Hier haben Sie Platz, um Ihre Gedanken zu notieren:

____

____

____

Musik spüren

Es gibt wohl niemanden, der Musik nicht mag. Seit Jahrtausenden machen Menschen Musik und bringen sich damit gegenseitig zum Lachen, Tanzen oder Weinen. Ob über Kopfhörer in der Bahn, auf dem Weg zur Arbeit oder gar auf einem Live-Konzert, Musik regt die Emotionen an, lässt Glücksgefühle in uns aufkommen. Schon morgens direkt nach dem Aufstehen hilft Musik beim Wachwerden und Energietanken. Am besten bauen sich solche Songs langsam auf und haben einen schnellen Beat zwischen 100 und 130 beats per minute, das geht direkt in den Kopf und macht uns aktiv. Noch aktiver werden wir, wenn unser Lieblingslied läuft und wir sofort tanzen müssen. Das Nervensystem profitiert von so einem Glücksanfall ebenfalls, denn der Sympathikus wird unterdrückt und der Kreislauf kommt in Schwung.

Doch auch zum Beruhigen ist Musik geeignet. Viele hören beim Durchführen von Entspannungspraktiken wie Yoga oder einer Meditation seichte Entspannungsmusik mit wohltuenden Klängen, die das Gehör und Gehirn stimulieren. Studien zufolge wirkt sich klassische Musik, etwa von Mozart, Bach oder Corelli, direkt auf das vegetative Nervensystem aus, denn diese Musik senkt Blutdruck und Herzfrequenz. Doch auch Heavy-Metal-Musik werden solch gesundheitsfördernde Eigenschaften nachgesagt, es muss also nicht immer eine klassische Symphonie sein.

Am besten wirkt sich Musik positiv auf Körper und Gemüt aus, wenn Sie sich voll auf sie einlassen und intensiv spüren. Morgens oder auch einfach zwischendurch lohnt es sich, eine kurze Musik-Tanz-Pause einzulegen, heißt: Lieblingsmusik voll aufdrehen und 10 Minuten einfach drauflos tanzen, am besten noch mitsingen. Das gibt dem Körper einen Energieboost, positive Energie wird ausgeschüttet und Sie können mit mehr Konzentration und Motivation an die nächste Aufgabe gehen. Regelmäßige Musikpausen wirken Konzentrationstiefs entgegen und führen zu mehr Produktivität und innerlicher Ausgeglichenheit, was dem Vagus hilft.

Hier haben Sie Platz, um Ihre Gedanken zu notieren:

____

____

____

Fußreflexzonenmassage

Tatsächlich kann der Vagus sehr effektiv an den Füßen aktiviert werden, weil sich hier sehr viele Nerven befinden. So gut wie alle Zellen im Körper kommunizieren miteinander und stehen in ständiger Verbindung, was sich bei der Fußreflexzonenmassage zunutze gemacht wird. Schon zahlreiche Naturvölker Nord- und Mittelamerikas wussten um die Reflexzonen an den Füßen, die von Nerven und vegetativen Rezeptoren durchsetzt sind. Anfang des 20. Jahrhunderts untersuchten dann amerikanische Ärzte die Methode näher, seitdem wird sie von zahlreichen praktizierenden Ärzten und Heilpraktikern angewandt. Über die Haut, das Gewebe und Rezeptoren werden bei der Massage Reize weitergeleitet und die Nervenfasern angesprochen. Über die Fußreflexzonenmassage kann somit direkter Einfluss auf die Funktionen des vegetativen Nervensystems und verschiedene Organsysteme Einfluss genommen werden. Das aktiviert die Selbstheilungskräfte des Organismus und lindert Beschwerden.

Diese Beschwerden reichen von Magen-Darm-Problemen wie Verstopfung, Krämpfe oder Durchfall über Rückenschmerzen und andere chronische Schmerzzustände. Die Massage hilft zudem bei Migräne und Kopfschmerzen, Sportverletzungen, Allergien oder Menstruationsbeschwerden. Manche Menschen, die unter Depressionen, Erschöpfungszuständen, Stress oder Schlafstörungen leiden, profitieren ebenfalls von der Fußreflexzonenmassage. Die Massagetechnik kann auch einfach präventiv angewandt werden, um sich zu entspannen und die gesamte Gesundheit und das Körpergefühl zu verbessern.

Woher weiß man nun, welche Stelle am Fuß mit welchem Körperbereich verbunden ist? Dafür hat der amerikanische Arzt William Fitzgerald ein Rasterbild erstellt, das die unterschiedlichen Stellen einteilt. Die Fußsohlen setzen sich vertikal aus zehn Zonen und horizontal aus drei Zonen zusammen, wobei jede Zone eine Körperregion bzw. ein Organ repräsentiert. Die Zehen entsprechen den Horizontalebenen gemäß etwa dem Kopf- und Halsbereich, die Fußmitte dem Brustkorb und Oberbauch und die Ferse sowie der Knöchelbereich den Organen des Bauchs und dem Becken. Die vertikalen Zonen verlaufen vom Kopf bis zu den Füßen, z. B. gehören die

Augen zu den Vertikalzonen 2 und 3 und projizieren sich auf die zweite und dritte Zehe.

Vor der Massage schaut sich der behandelnde Therapeut die Füße erst einmal an und tastet sie etwas ab, um festzustellen, ob es Schwellungen, Rötungen oder Ödeme an irgendwelchen Stellen gibt. Je nachdem, welcher Körperbereich angeregt oder welchem Symptom entgegengewirkt werden soll, wird zwischen tonisierenden (anregenden) und sedierenden (beruhigenden) Griffen gewechselt. Bei tonisierenden Griffen werden kreisende, schnelle Bewegungen ausgeführt, wobei der ausgeübte Druck mal stärker und mal schwächer ist. So wird das zu der Stelle gehörende Organ aktiviert. Sedierende Griffe werden vor allem bei Schmerzen angewandt, die Zone wird hierbei mehrere Sekunden statisch gedrückt, bis die Schmerzen nachlassen. Eine Fußreflexzonenmassage dauert normalerweise zwischen 20 und 40 Minuten und kann mehrmals in der Woche durchgeführt werden. Gefährliche Nebenwirkungen gibt es nicht, bei lokalen Beschwerden wie Wunden am Fuß, Pilzbefall, Fieber oder Rheuma ist von der Massage jedoch abzuraten.

Ärzte, Masseure und Heilpraktiker können Fußreflexzonenmassagen durchführen, Sie können es aber auch selbst zu Hause probieren. Dafür gönnen Sie sich am besten ein angenehmes Fußbad zur Vorbereitung und cremen Ihre Füße ein, das allein sorgt schon für Entspannung und pflegt die empfindliche Haut. Dann machen Sie es sich auf dem Bett oder Sofa bequem, begeben sich in eine Position, in der Sie einen Ihrer Füße mit beiden Händen entspannt erreichen können und legen gegebenenfalls ein Kissen unter diesen. Starten Sie mit einem Fuß und reiben Sie vorher Ihre Hände, damit diese schön warm sind – Sie können auch etwas Massageöl verwenden, um den Entspannungseffekt noch zu erhöhen. Sie streichen nun etwas über den gesamten Fuß, drehen ihn und ziehen die Zehen etwas in die Länge, damit die Gelenke gelockert sind.

Als Nächstes sehen Sie sich das Rasterbild der Fußreflexzonen genau an und bestimmen, welche Körperregion Sie stimulieren möchten. Sie können auch einfach nacheinander alle Zonen des Fußes abarbeiten. Sie setzen stets den Daumen an die entsprechende Zone und üben immer stärker werdenden Druck aus. Sie sollten keine Schmerzen empfinden, doch die Haut und das Gewebe sollten schon eingedrückt werden. Halten Sie den Druck aufrecht oder reiben Sie die Stelle mit kleinen kreisenden Bewegungen. Setzen Sie den Daumen in unterschiedlichen Winkeln an die Zone und führen Sie die Massage weiter fort, bevor Sie zur nächsten Zone übergehen.

Sie können die Fußreflexzonenmassage mit einer Meditation, einem Body-Scan oder Atemübungen verbinden und den Vagusnerv dadurch noch mehr stimulieren.

Hier haben Sie Platz, um Ihre Gedanken zu notieren:

Gewichtsdecken

Ein kleiner Helfer mit großer Wirkung ist die Gewichtsdecke. Eine Gewichtsdecke, auch sensorische Decke genannt, ist eine mit zusätzlichem Gewicht ausgestattete Decke, die bei Schlafproblemen und innerlicher Angespanntheit hilft, manche Menschen mit Depressionen oder Zwangsstörungen benutzen Gewichtsdecken ebenfalls. Durch das Gewicht der Decke kommt eine „Deep Pressure“ Stimulation zustande, durch die sich Muskeln, Sehnen, Gelenke und Nerven entspannen. Bei akuter innerer Angst und Stress bewirkt die Gewichtsdecke, dass der Körper und damit die Realität wieder etwas sicherer wahrgenommen wird und der Fokus von negativen Gedanken hin zum eigenen körperlichen Befinden und Atmen verschoben werden kann. Wer sich in eine sensorische Decke einwickelt, vermittelt dem Körper also ein Gefühl von Sicherheit, was sich auf die Psyche überträgt.

Unter dem zusätzlichen Gewicht erhöhen sich zudem das Glückshormon Serotonin und das Schlafhormon Melatonin im Organismus, während sich der für Stress verantwortliche Cortisolspiegel verringert. Ein kurzer Mittagsschlaf oder ein verdienter, langer Nachtschlaf wird dadurch friedlicher und die Wahrscheinlichkeit, dass Sie unverhofft aufwachen, sinkt. Wie Sie bereits wissen, ist Schlaf für das Nervensystem und das gesamte Wohlbefinden essenziell. Eine Gewichtsdecke führt nachweislich zu tiefem Schlaf und wirkt auch gegen Schmerzen an Gelenken und Muskeln. Sensorische Decken gibt es in verschiedenen Ausführungen, grundsätzlich sollte sie ungefähr 10 % Ihres eigenen Körpergewichts wiegen.

Auf einen Blick – Die Checkliste, was Ihnen im Alltag bei der Stimulation des Vagusnervs helfen kann

• Durch verschiedene Übungen können Sie Ihren Vagusnerv gezielt in einen entspannten Zustand versetzen und ihn trainieren.
• Auf die folgenden Übungen können Sie dabei zurückgreifen:
o unterschiedliche Atemübungen
o Lippenübungen
o verschiedene Yogaeinheiten oder der Vierfüßlerstand
o verschiedene Dehnübungen
o sowie weitere Übungen

• Damit Ihr Körper sich auf die Entspannung einstellen kann, sollten Sie Ihren Geist ausreichend auf die Durchführung der entsprechenden Übungen vorbereiten. Für diese Anfangsentspannung können Sie auf die nachfolgenden Yoga-Übungen zurückgreifen.
o die Katze
o der König des Tanzes
o der kleine Berg

o die Lotusblume
o der Stuhl-Flow
o das Kamel
o das Oberkörper-Kreisen
o der Krieger 1 und 2

• Ebenso wichtig wie die Anfangsentspannung ist die Endentspannung. Auch hierzu können Sie auf unterschiedliche Übungen zurückgreifen, die Ihnen dabei Unterstützung bieten.
• Neben diesen Methoden gibt es weiterer Faktoren, die im Alltag für die nötige Entspannung des Vagusnervs sorgen können. Hierzu gehören:
o der Body-Scan
o das Lachyoga
o das Nutzen von Affirmationen
o das Zungenstretching
o die Umsetzung von Augenübungen
o ausreichend Schlaf
o eine gesunde Morgenroutine
o ein gesundes Frühstück
o ein Kältebad
o die Aromatherapie
o Saunagänge
o ausreichend soziale Interaktion
o Intervallfasten
o ausreichender Verzehr von Omega-3-Fetten
o ausreichend Flüssigkeitszufuhr
o eine gesunde Ernährungsweise
o die ausreichende Zufuhr von Mineralstoffen und Vitaminen
o die Akupunktur
o das Trockenbürsten
o das Kauen von Kaugummi
o ausreichend Sport

- o Tanzen
- o Dehnübungen im Alltag
- o progressive Muskelentspannung
- o die Massage der Halspartie
- o Singen, Summen und Gurgeln
- o die Durchführung von autogenem Training
- o Schwere-Übungen
- o Wärme-Übungen
- o Spaziergänge durch den Wald sowie das sogenannte Waldbaden
- o die Organisation des Alltags über To-Do-Listen
- o das Journaling
- o Lesen für etwas mehr Entspannung
- o die bewusste Wahrnehmung von Musik
- o die Massage der Fußreflexzonen
- o die Verwendung von Gewichtsdecken

Anleitung zur Selbstheilungs-Routine

Sie haben nun schon so einiges über den Selbstheilungsnerv gelernt – wie er funktioniert, was ihn stimuliert und warum er so wichtig ist. Nun liegt es an Ihnen, eine Vagusnerv-Selbstheilungs-Routine aufzubauen und in den Alltag zu integrieren, um das Nervensystem langfristig zu unterstützen und nervigen Symptomen entgegenzuwirken. Bei jedem sieht der tägliche Ablauf anders aus, deswegen würde es nur wenig bringen, eine bestimmte Routine zu empfehlen. Sie muss schließlich auf Ihr eigenes Leben ausgerichtet sein und Sie optimal unterstützen.

Um herauszufinden, wann Sie welche gesunden Gewohnheiten am besten durchführen können und was Sie an Ihrer jetzigen Routine überhaupt ändern können, lohnt es sich, eine kleine Bestandsaufnahme zu machen. Wann stehen Sie auf, wann gehen Sie zu Bett? Was machen Sie normalerweise direkt nach dem Aufstehen? Wie sieht der typische Ablauf aus, wie bewegen Sie sich fort, wie oft treffen Sie Menschen? Wie ernähren Sie sich, wie viel Bewegung und Zeit für sich selbst bekommen Sie in einer Woche? Haben Sie all diese Fragen beantwortet, sollten Sie eine gute Übersicht darüber haben, wie ein normaler Tag verläuft.

Darauf aufbauend müssen Sie nun entscheiden, welche gesunden neuen Gewohnheiten Sie in Ihr Leben integrieren wollen. Seien Sie dabei ambitioniert, aber dennoch realistisch. Um die Wahrscheinlichkeit zu erhöhen, dass Sie sich an die erzielten Gewohnheiten halten, sollten Sie diese einmal so detailliert wie möglich aufschreiben. Wenn Sie sich Folgendes vornehmen: „Ich werde jede Woche Sport machen", halten Sie sich daran vielleicht, höchstwahrscheinlich aber wird das neue Hobby bald aufgegeben, da einfach zu viel dazwischenkommt und Sie ohnehin gestresst genug sind. Erinnern Sie sich daran, dass Sie den Sport ja gerade wegen des Stresses machen wollen und dass Sie mit stressigen Situationen besser umgehen können, wenn Ihr Vagus und Ihr gesamter Körper durch regelmäßigen Sport gestärkt werden. Nehmen Sie sich deswegen lieber vor: „Ich werde jeden zweiten Tag in der Woche für mindestens eine halbe Stunde joggen", das hört sich gleich viel realistischer und machbarer an. Seien Sie ruhig konkret und stellen Sie sich genau vor, welche Vagus-Übungen und Praktiken Ihnen dabei helfen, gesünder und fitter zu werden. Nach einer gewissen Zeit festigen sich Rituale wie Yoga, Atemübungen, kalte Duschen, gesunde Drinks, Tanzpausen oder Massagen ganz von allein, sodass Sie irgendwann gar nicht mehr über die Selbstheilungs-Routine nachdenken, sondern sich ganz automatisch besser um sich kümmern.

Nicht immer gibt es die Möglichkeit, den eigenen Alltag komplett umzustellen. Kein Problem – Sie können dennoch eine kleine Selbstheilungs-Routine zusammenstellen, die Ihnen beim Entspannen in ruhigen Momenten hilft und Ihren Vagus unterstützt. Nur eine halbe oder gar eine ganze Stunde am Morgen bzw. am Abend, in der Sie sich nur Ihrer mentalen und körperlichen Gesundheit und Ihrem inneren Gleichgewicht widmen, wird bereits einen riesigen Effekt haben.

Auf einen Blick – Die Selbstheilungsroutine des Vagusnervs

- Um eine Selbstheilungsroutine aufzubauen, müssen Sie entscheiden, welche gesunden Lebensgewohnheiten Sie in Ihr Leben integrieren wollen.
- Um gesunde Gewohnheiten zu integrieren, müssen Sie nicht immer Ihr ganzes Leben auf den Kopf stellen und alles verändern.
- Vielmehr reicht es, wenn Sie sich im Alltag kleine Freiräume schaffen, in denen Sie sich bewusst um Ihren Vagusnerv kümmern.

Erste Selbsthilfe Maßnahmen für eine akute Hilfe

Gerade, wenn Sie unter Anspannung leiden, kann es hilfreich sein, wenn Sie Ihren Vagusnerv in diesen Situationen akut stimulieren, um für Beruhigung zu sorgen und Ihre Anspannung zu reduzieren. Mithilfe der nachfolgenden Tipps können Sie auf diese Weise bewusst dafür sorgen, dass sich Ihr Nervensystem „beruhigt" und Sie sich wieder wohler fühlen. Führen Sie die folgenden Erste-Hilfe-Maßnahmen durch, wird das dazu führen, dass

- Ihr Blutdruck und Ihre Herzfrequenz sinken,
- Ihre Atmung sich beruhigt,
- Ihre Verdauung angeregt wird,
- Ihre Muskeln sich entspannen,
- Ihr Immunsystem angeregt wird sowie
- akute Schmerzen nachlassen.

Tipps für die Erste Hilfe:

1. Atmen Sie auf die Zählzeiten von 1 bis 4 ein und auf die Zählzeiten von 6 bis 8 aus.

2. Stößen Sie „Wu"-Töne aus, die möglichst tief sind. Sagen Sie sich gedanklich, dass Sie beabsichtigen sich nun zu entspannen.

3. Atmen Sie langsam und tief durch Ihre Nase ein. Halten Sie für 4 Zählzeiten die Luft an. Anschließend atmen Sie langsam durch den Mund aus. Danach warten Sie erneut für 4 Zählzeiten, bevor Sie erneut einatmen und den Vorgang wiederholen.

4. Bewegen Sie Ihre Zunge in Ihrem Mundkreisförmig zwischen Ihren Zähnen und Ihren Wangen sowie Lippen entlang.

5. Atmen Sie auf die Zählzeiten von 1 bis 4 ein. Halten Sie dann für 7 Zählzeiten die Luft an, bevor Sie im Anschluss auf 8 Zählzeiten ausatmen.

6. Legen Sie Ihre Hände auf Ihren nackten Bauch ab und versuchen Sie, die Ruhe zu spüren, die von dieser Maßnahme ausgeht.

7. Umschließen Sie mit dem Daumen Ihrer einer Hand, sodass es aussieht, als würden Sie Ihre Daumen in die jeweilige Faust der anderen Hand schieben. Diese Übung ähnelt dem Daumenlutschen, dass von Babys zur Selbstregulation eingesetzt wird.

8. Kreuzen Sie Ihre Hände über Ihren Schultern. Streichen Sie dann von Ihren Schultern über die Oberarme in Richtung Ihrer Hände.

9. Blicken Sie nach vorn. Kippen Sie dann den Kopf zur Seite, sodass sich Ihr Ohr zu Ihrer Schulter bewegt. Die Augen bewegen Sie dabei in die entgegengesetzte Richtung. Dort verweilen Sie, bis Sie gähnen müssen. Wiederholen Sie die Übung für beide Seiten.

10. Berühren Sie Ihr Ohr am tiefsten Punkt der Muschel. Drücken Sie diesen Punkt für eine Dauer von 30 Sekunden und lassen Sie den Akkupressurpunkt dann wieder los. Wiederholen Sie dieses Vorgehen mehrere Male. Hierbei werden Blockaden im Körper gelöst.

Auf einen Blick – Erste Hilfe Maßnahmen für den Selbstheilungsnerv

• Erste Hilfe Maßnahmen können Ihnen im Alltag hilfreich sein, um akut für Entspannung zu sorgen. Folgende positive Effekte stellen sich dabei für Sie ein:

- Ihr Blutdruck und Ihre Herzfrequenz sinken nachweislich,
- Ihre Atmung beruhigt sich,
- Ihre Verdauung wird angeregt,
- Ihre Muskeln entspannen sich,
- Ihr Immunsystem wird angeregt sowie

- akute Schmerzen nachlassen.
- Als Maßnahmen können Sie dabei neben Atemübungen auch Lautübungen umsetzen. Darüber hinaus sind Übungen, bei denen Sie Ihre Zunge stretchen oder bewusst in Ihren Körper hineinhören hilfreich. Nebstdem können Sie mit leichtem Druck arbeiten und leichte Bewegungsübungen ausführen. Des Weiteren kann sanfter Druck auf Akupressurpunkte Erfolg versprechen und Ihnen Linderung verschaffen.

Bonus: Den Vagusnerv zwischendurch aktivieren für mehr inneren Ausgleich

Wie wichtig der Vagusnerv für Ihre Körperfunktionen ist, haben Sie im Verlauf des Ratgebers nun bereits mehrfach erfahren. Zudem haben Sie gelernt, dass ein entspannter Vagusnerv Ihre Erholung fördern kann. Gerade im Bereich der Erholung und als Ausgleich zum stressigen All-tag hat Ihr Vagusnerv eine entscheidende Rolle. Um sich dies zunutze zu machen, ist es wichtig, dass Sie wissen, wie Sie dieses Potenzial effektiv nutzen. Dass Sie diesen Effekt durch tiefes Durchatmen erreichen können, wissen Sie bereits. Zudem neigen wir Menschen dazu, bei Stress intuitiv tief einzuatmen, wenn wir uns gestresst fühlen und der Pegel an Unruhe um uns herumsteigt. Damit Sie bei Stress angemessen reagieren können, erhalten Sie nachfolgend einige Anleitungen für kleinere Übungen, die Sie zwischendurch umsetzen können, um Ihren Stresspegel herunterzufahren.

Die Selbstmassage

Für die Übung platzieren Sie Ihre beiden Handflächen beide seitlich an ihrem Hals an der Außenseite. Anschließend kreisen Sie mit sanften Bewegungen zwischen Ihren Ohren und dem Übergang zu Ihren Schultern über Ihre Haut.

Folgende Wirkung erzielen Sie dabei:

Da Ihr Vagusnerv seitlich an Ihrem Hals entlangläuft, führt der leichte Druck von außen dazu, dass sich Ihr Nervensystem entspannt und beruhigen kann.

Den Kopf drehen

Um diese Übung umzusetzen, drehen Sie Ihren Kopf in langsamen Tempo nach links. Im nächsten Schritt fixieren Sie mit Ihren Augen ein Objekt oder einen Punkt in direkter Nähe. Im Anschluss drehen Sie Ihren Kopf dann wieder zur rechten Seite. Auch hier suchen Sie sich einen Punkt oder einen Gegenstand, den Sie mit den Augen so fixieren, dass ein scharfes Bild entsteht.

Folgende Wirkung erzielen Sie dabei:

Bei der Umsetzung dieser Übung sprechen Sie nur einen Teil Ihres Vagusnerves an. Hierzu gehört der Teil, der an Ihrem Hals entlang-läuft. Gleichzeitig sprechen Sie durch die Übung Ihrer Augen die sogenannte Ziliarmuskulatur an. Diese ist ebenfalls mit Ihrem Vagusnerv verbunden.

Die **Augenbrauen** heben

Diese Übung fällt Menschen, die mit ihren Ohren wackeln können besonders leicht. Für die Umsetzung müssen Sie einfach nur die Augen-brauen anheben. Gleichzeitig beginnen Sie damit, Ihre Ohren zu bewegen.

Folgende Wirkung erzielen Sie dabei:

Bei dieser Übung aktivieren Sie Ihre Muskulatur der Schläfe. Diese Muskulatur versetzt Ihren (siebten) Hirnnerv, den sogenannten Nervus Facialias in Bewegung. Dieser wiederrum steht in Verbindung zu Ihrem Vagusnerv.

Das **Gurgeln**

Für unterwegs eignet sich auch das Gurgeln als einfache Übung. Hier genügt es, wenn Sie mit einem Glas Wasser wie gewohnt gurgeln.

Folgende Wirkung erzielen Sie dabei:

Dass der Vagusnerv für vielfältige Körperfunktionen zuständig ist, wissen Sie bereits. So auch für den Geschmackssinn im Bereich der Rachen- und

Kehlkopfmuskulatur. Diesen Muskulaturbereich stimuliert der Vagusnerv, weshalb Sie ihn durch das Gurgeln leicht aktivieren können.

Das **Akkommodieren** der Augen

Mit dem Begriff des Akkommodierens wird die Kompetenz Ihres Au-ges verstanden, Gegenstände in unterschiedlichen Entfernungen wahr-zunehmen sowie diese scharf zu erfassen. Wenn Sie diese Übung um-setzen, können Sie mit der Aktivierung Ihrer Augenmuskulatur gleich-zeitig Ihren Vagusnerv stimulieren. Dazu gehen Sie wie folgt vor:

Strecken Sie mit Ihrer Hand einen Finger von sich weg. Dann führen Sie dies auch mit der linken Hand durch. Im Anschluss sorgen Sie im Wechsel dafür, dass Ihre Augen im Wechsel Ihre Finger scharfstellen.

Tipp:
Wollen Sie die Schwierigkeit steigern, können Sie mit Ihren Augen Achten um Ihre Finger zeichnen. Hierdurch können Sie den Trainings-effekt zusätzlich verstärken.

<u>Folgende Wirkung erzielen Sie dabei:</u>
Die Muskeln, die innerhalb Ihres Auges für das Scharfstellen benötigt werden, stehen im Austausch mit dem Vagusnerv und kommunizieren mit diesem. Trainieren Sie Ihre Augen auf die beschriebene Weise, können Sie daher für Entspannung sorgen.

Das Box-Breathing

Die 4-7-8-Atmung haben Sie als Übung zur Entspannung des Vagus-nervs bereits kennengelernt. Eine weitere beliebte Übung für die Senkung des Stresspegels stellt das sogenannte Box-Breathing dar. Diese Form der Atmung ist auch als Vier-Quadrat-Übung bekannt. Für die Umsetzung gehen Sie dabei wie folgt vor:

Stellen Sie sich Ihren Körper wie eine Box vor. Diese füllt sich, wann immer Sie einatmen, mit Luft. Atmen Sie hingegen aus. sinkt die Box zusammen. Achten Sie darauf, dass Sie die Übung mehrfach wiederholen. Berücksichtigen Sie folgendes:

- Atmen Sie für eine Dauer von 4 Sekunden ein.
- Halten Sie dann Ihre Luft für eine Dauer von 4 Sekunden an.
- Im Anschluss atmen Sie für eine Dauer von 4 Sekunden aus.
- Abschließend halten Sie die Luft erneut für 4 Sekunden an.
- Im Anschluss beginnen Sie damit die Übung zu wiederholen.

Folgende Wirkung erzielen Sie dabei:
Wenn Sie bewusst ein- und ausatmen, sorgt das dafür, dass die Herzfrequenz gesenkt wird. Außerdem können Sie Ihren Stresspegel damit regulieren. Auf diese Weise stimulieren Sie durch Ihr Vorgehen den Vagusnerv, wodurch der Blutdruck gesenkt wird und Ihr Stress ver-schwindet.

Die Akupressur

Zur Stimulierung Ihres Vagusnerves können Sie zwischendurch einen Selbstakupressur-Punkt in Ihrer Ohrmuschel massieren. Dieser besagte Punkt kommuniziert mit Ihrem Vagusnerv. Er befindet sich am tiefsten Punkt Ihrer Ohrmuschel, in Höhe Ihres Kiefers. Für die Stimulation drücken Sie diesen Punkt für eine Dauer von 30 Sekunden. Dann lassen Sie den Punkt wieder los und wiederholen den Vorgang erneut.

Folgende Wirkung erzielen Sie dabei:
Dieser Selbstmassage-Punkt stammt aus der Traditionellen Chinesischen Medizin. Die Stimulation soll dafür sorgen, dass sich innere Blockaden und Anspannung im Körper lösen und die Energie innerhalb des Körpers wieder ungestört fließen kann.

Das kalte Duschen

Dass das kalte Duschen sich positiv auf das Immunsystem auswirkt, wissen die meisten Menschen inzwischen. Dass eine kalte Dusche je-doch auch den Vagusnerv zwischendurch stimulieren kann, ist weniger bekannt. Dennoch kann eine kalte Dusche die Stresstoleranz erhöhen und Ihre Schlafqualität maßgeblich verbessern. Dies gilt insbesondere, wenn Sie über Ihren Nacken kaltes Wasser fließen lassen.

Folgende Wirkung erzielen Sie dabei:

Kaltes Wasser im Bereich des Nackens (Verlauf des Vagusnervs) sorgt in Ihrem Körper dafür, dass Ihr Vagusnerv stimuliert sowie Ihre Herz-rate erhöht wird.

Die Kehlkopfvibration

Bei dieser Form der Stimulation des Vagusnervs sorgen Sie durch das Aussenden von S-Lauten dafür, dass sich die Ausatmung ausdehnt. Für die Umsetzung atmen Sie tief ein. Beim Ausatmen senden Sie S-Laute aus, sodass Ihr Kehlkopf in Vibration versetzt wird.

Folgende Wirkung erzielen Sie dabei:

Wenn Sie diese Übung umsetzen, führt dies dazu, dass sich Ihr Vagus-nerv entspannen kann.

Die hier aufgeführten Übungen können Sie zusätzlich zu den bereits kennengelernten umsetzen, um Ihren Stresspegel herunter zu regulie-ren. Vorteilhaft ist vor allem, dass Sie selbige Übungen unabhängig von ihrem Aufenthaltsort anwenden können. Darüber hinaus wirken sich diese Übungen senkend auf den Blutdruck und die Herzfrequenz aus. Des Weiteren wird die Verdauung gefördert und Ihre Anspannung kann gelindert werden.

Auf einen Blick – Den Vagusnerv für mehr inneren Ausgleich aktivieren

- Neben den Übungen, die Sie bereits kennengelernt haben, können Sie Ihren Vagusnerv auch unterwegs aktivieren. Hierzu benötigen Sie keine spezifischen Utensilien. Stattdessen lassen sich die Übungen auf dem Nachhauseweg, in der Bahn, im Bus oder im Zug durchführen.
- Folgende Übungen können Sie dazu nutzen, wenn Sie sich an die in diesem Bonus aufgeführte Anleitung halten:
  - die Selbstmassage zur Entspannung des Nervensystems
  - die Drehung des Kopfes zur Beanspruchung der Muskulatur des Vagusnerves
  - die Augenbrauen heben zur Aktivierung der Muskulatur der Schläfe
  - das Gurgeln zur gezielten Stimulation des Vagusnerves
  - das Akkommodieren der Augen, um über die Augenmuskulatur für die Entspannung des Vagusnerves zu sorgen
  - Atemübungen zur Senkung des Stresspegels und damit zur Senkung der Herzfrequenz
  - die Akupressur zur Lösung von Blockaden und Anspannung
  - das kalte Duschen zur Stimulation der Herzrate
  - die Kehlkopfvibration zur Entspannung des Vagotonus

Schlusswort

Dieses Buch hat Ihnen hoffentlich dabei geholfen, die unglaubliche Kraft des Selbstheilungsnervs Nervus vagus zu verstehen und sie für sich selbst zu nutzen. Das vegetative Nervensystem tut jeden Tag so viel für uns, ohne dass wir es überhaupt merken – atmen, schlucken, schwitzen und vieles mehr. Da ist es nur angebracht, ihm mit ein paar angenehmen Vagus-Übungen etwas zurückzugeben.

Die gezielte Stimulation des Vagus kann jedem in jeder Lebenssituation dabei helfen, dem Teufelskreis von Stress und Beschwerden zu entrinnen und nachhaltig endlich mehr Lebensqualität zu erlangen. Ganz ohne Medikamente ist es möglich, die Selbstheilung zu aktivieren und Symptome von Ängsten und negativen Gedanken verschwinden zu lassen. Unter den zahlreichen Übungen, die in diesem Ratgeber aufgezählt wurden, gibt es sicher einige, die Ihnen gefallen und helfen werden. Der menschliche Körper ist ein echtes Meisterwerk, der mit ein wenig Unterstützung mehr vollbringen kann, als man annehmen würde. Geben Sie sich selbst also eine Chance und unterstützen Sie Ihren fantastischen Vagusnerv!

Bonus

https://forms.gle/FrATorFfXzkMdCDN9

1. Öffnen Sie die Kamera-App und richten Sie diese auf den QR-Code

2. Klicken Sie auf den angezeigten Link und schon werden Sie auf die Website weitergeleitet

Impressum

Autor: Martin Weltermann
Vertreten durch: GKD eG
Herausgeber: GKD eG / Adamstrasse 32 / 90489 Nürnberg
Kontakt: kontakt.gkd@gmail.com
Coverfoto: Shutterstock

Printed in Poland
by Amazon Fulfillment
Poland Sp. z o.o., Wrocław

27101426R00076